Mehr Bäume.
Weniger CO_2.
www.cpibooks.de/klimaneutral

MIX
Papier aus verantwortungsvollen Quellen
FSC
www.fsc.org
FSC® C083411

Dr. Artur Worseg:
Deine Nase kann nichts dafür

www.edition-a.at

Cover: JaeHee Lee
Satz: Isabella Starowicz
Korrektur: Leonard Soldo

Gesetzt in der Premiera
Gedruckt in Deutschland

1 2 3 4 5 — 23 22 21 20 19

ISBN 978-3-99001-311-3

DR. ARTUR WORSEG

Deine Nase kann nichts dafür

edition a

Inhalt

Eigentlich wollte ich dieses Buch erst am Ende meiner Laufbahn schreiben

Warum ich ausgerechnet als Schönheitschirurg sage, dass Unzufriedenheit mit dem eigenen Äußeren fast immer eine psychische oder seelische Ursache hat.

Ich schreibe dieses Buch nicht, um zu erzählen, mit welchen Techniken ich Brüste operiere, was bei der optischen Korrektur einer Nase zu beachten ist oder wie und wofür sich das Neurotoxin mit dem Handelsnamen *Botox* einsetzen lässt. Auch, wenn Sie das von einem Schönheitschirurgen wie mir vielleicht erwarten würden.

Ich habe ein anderes Thema.

Ich schreibe dieses Buch, um zu zeigen, dass unsere Beziehung zu unserem Äußeren wenig damit zu tun hat, wie schön wir objektiv sind oder nicht sind. Schon deshalb, weil es bei der Betrachtung des menschlichen Äußeren keine Objektivität gibt.

Vielleicht haben Sie sich bei ungleichen Pärchen, die Ihnen auf der Straße begegnen, schon einmal gefragt, wie dieser Mann, der ohne seine Begleiterin in der Menge glatt zu übersehen wäre, zu so einer Frau gekommen ist. Oder umgekehrt. Was sehen diese beiden Menschen ineinander? Wie sehen sie einander? Was strahlen sie füreinander aus? Wofür sind sie empfänglich?

Nicht die Schönheit entscheidet, wen wir lieben, sondern die Liebe entscheidet, wen wir schön finden.

Dieser Satz von Sophia Loren sagt mehr über die Schönheit aus, als es die Versuche von Wissenschaftlern, Schönheit durch Winkel und Proportionen zentimetergenau zu definieren, je konnten. Er ließe sich auch auf unsere Beziehung zu unserem eigenen Äußeren umlegen.

Nicht unsere Schönheit entscheidet, ob wir uns lieben, unsere Liebe zu uns selbst entscheidet, ob wir uns schön finden.

Das werde ich in diesem Buch zeigen, und auch, dass unsere Beziehung zu unserem Äußeren Phasen unterworfen ist, menschlichen Entwicklungsphasen, dass aktuelle und vergangene Beziehungen zu anderen Menschen sie beeinflussen, und dass sie von unserem Lebensstil im weitesten Sinne, von unserer Vision von Lebensglück und von unserer Art, danach zu suchen, abhängig ist.

Ich werde zeigen, dass und wie wir Probleme in der Beziehung zu unserem Äußeren lösen können. Dass sie sich manchmal mit der Zeit auch ganz von selbst lösen. Und dass es ein bedauerlicher Trugschluss ist, wenn wir glauben, eine vermeintlich seltsame Nase, vermeintlich zu schmale Lippen oder ein vermeintlich zu kleiner, zu großer oder zu wenig »perfekt« geformter Busen könnten an irgendetwas schuld sein, mit dem wir in unserem Leben unzufrieden sind. An mangelnder Liebe von außen zum Beispiel, an mangelnder Anerkennung im Beruf, an Einsamkeit. Denn es ist immer eher umgekehrt. Unsere Probleme mit Nase, Lippen oder Busen kommen daher, dass wir mit etwas in unserem Leben unzufrieden sind.

Ich werde zeigen, dass mein chirurgisches Fachgebiet zwar in Fällen von ästhetischen Problemen, etwa nach Unfällen, das Leben von Menschen wieder deutlich verbessern kann, dass eine Schönheitsoperation aber eben nur die Behandlung eines Symptoms ist. Und zwar eines Symptoms, an dessen eigentliche Ursache mit einem Skalpell nicht heranzukommen ist. Was bedeutet, dass eine Schönheitsoperation in den meisten Fällen die falsche Entscheidung ist.

Darf das ein Schönheitschirurg?

Ich wollte dieses Buch eigentlich erst am Ende meiner Laufbahn schreiben. Schließlich lebe ich von solchen Operationen und führe sie täglich durch. Zudem eilt mir der Ruf voraus, der Chirurg der Reichen und Schönen zu sein, was mir innerhalb meiner Branche eine exponierte Position verschafft.

Wie klingt es vor diesem Hintergrund, dass ich meinen Verwandten und Freunden, allen meinen Lieben, von Schönheitsoperationen eher abraten würde, weil wir bessere Wege haben, unser Äußeres zu akzeptieren?

Wie klingt es, dass ich mich niemals selbst einem derartigen Eingriff unterziehen würde, und sei es nur einem leichten? Obwohl auch ich gelegentlich vor dem Spiegel die Falten an meinem Hals betrachte, die für mich in den vergangenen Jahren zu einem Symbol dafür geworden sind, dass meine Jugend auch schon länger zurückliegt, als es sich für mich anfühlt?

Darf ein Schönheitschirurg so etwas sagen?

Ich glaube schon, und ich habe gute Gründe dafür, es schon jetzt zu tun. Denn an Stärke wachsende gesellschaftliche Strömungen setzen immer mehr Menschen in ein Missverhältnis zu ihrem Äußeren und machen sie damit unglücklich.

Die zunehmende Beschleunigung unserer Welt erzwingt Oberflächlichkeit und konfrontiert uns stärker denn je mit unserem Äußeren. Permanenter Frust und ständige Unzufriedenheit sind die Folgen.

Da wären die Entwicklungen hin zum Narzissmus und zum Egoismus, die den Schein immer stärker über das Sein stellen. Da wäre unser kollektives Lebensgefühl, dass sich jedes Problem durch eine leicht googelbare Sofortlösung prompt beheben lassen muss. Da wären der Normierungsdruck und die Steuerung der Wunschvorstellung von unserem Äußeren durch die Medien. Beides verstärkt sich gerade durch den Selfie-Boom, der uns vergleichbar wie nie zuvor macht und uns nachdrücklicher denn je vor die Herausforderung, dem unaufhörlichen Geschnatter der anderen keine Angriffsfläche durch Besonderheit zu bieten, stellt. Da wäre auch die schwindende Fähigkeit dieser auf Jugendlichkeit ausgerichteten Gesellschaft, mit den bei richtiger Betrachtung immer auch schönen Begleiterscheinungen des Alterns fertigzuwerden.

Am Ende hat es sich dann auch einfach ergeben, dass ich dieses Buch schon jetzt schreibe. Denn liegt mir ein Thema einmal am Herzen, will es heraus. Dann denke ich nicht mehr so genau darüber nach, was das für mich oder meine Stellung bedeuten kann und was es auslösen wird.

Ich bin auf die Kritik, dass ich dieses Buch vermeintlich gegen die Interessen meiner eigenen Branche schreibe, vorbereitet. Erstens kenne ich die Antworten auf die Fragen, die das aufwirft, und werde sie in diesem Buch auch geben. Außerdem bin ich der festen Überzeugung, dass es nie falsch ist, das Richtige zu sagen, zu welchem Zeitpunkt auch immer.

Beispiele aus meiner Welt

Obwohl ich mich nun also im Grunde gar nicht als Schönheitschirurg an Sie wende, sondern als jemand, der sich sein Leben lang mit der Beziehung von Menschen zu ihrem Äußeren befasst und die damit verbundenen menschlichen Phänomene beobachtet hat, werden Sie in diesem Buch einiges über meine Welt erfahren. Schon deshalb, weil die meisten Beispiele aus dieser Welt stammen.

So wie die beiden Beispiele, mit denen ich dieses Buch jetzt beginne. Namen, persönliche Merkmale und zeitliche Abläufe habe ich zum Schutz der Privatsphäre der auftretenden Personen jeweils verändert.

Birgit Schwarz und ihr Busen

Eine Geschichte mit Turbulenzen, die in meinem Besprechungszimmer begann und an einer Tankstelle an der Donau ihr Happy End fand.

Sie weiß genau, was sie will«, stand auf dem Zettel, den die Schwestern für mich vorbereitet hatten. Ich betrachtete die Buchstaben länger, als ich zum Lesen brauchte. Ich war mir da nicht so sicher. Irgendetwas an der Dame im Wartezimmer machte mich stutzig. Ich hätte nicht sagen können, was.

Birgit Schwarz. Den Namen hatte ich noch nie gehört. Unternehmensberaterin. Das konnte alles Mögliche bedeuten. Sie war 42 Jahre alt.

Ich begrüßte sie und zeigte auf den Sessel für Besucher. Sie musterte ihn kurz, dann nahm sie Platz.

In den ersten Jahren meiner Laufbahn als Schönheitschirurg empfing ich meine Patienten zum Erstgespräch noch in einem gemütlichen Raum mit Sofas und servierte ihnen Kaffee. Das sollte eine möglichst entspannte Atmosphäre schaffen.

Vor etwa zehn Jahren änderte ich das Ambiente. Seither finden Erstgespräche wie auch das mit Birgit Schwarz in einem Zimmer mit Besprechungstisch und einfachen Stühlen statt. Kaffee servieren wir nur noch, wenn die Patienten warten müssen. Ich mache das nicht, um mir die Kaffeekosten zu sparen. Ich mache das, weil es für alle Beteiligten am besten so ist. Denn in diesem nüchternen Rahmen verlaufen Gespräche besonders effizient. Die Schlichtheit fördert die Achtsamkeit und die Konzentration auf das Wesentliche. Wer immer hier sitzt, hat meine ungeteilte Aufmerksamkeit.

Die Patienten kommen ja nicht zum Kaffeeklatsch, sondern, weil sie Informationen wollen.

Noch bevor ich meine Patienten zum ersten Mal selbst treffe, nehmen die Damen am Empfang meiner Klinik schon alle relevanten Daten auf und plaudern dabei ein wenig mit ihnen. Persönliche Eindrücke von diesen Gesprächen und von den Telefonaten davor schreiben sie mir auf altmodische Notizzettel, wie in den Zeiten vor der digitalen Revolution.

Diese persönlichen Eindrücke sind hilfreich, mitunter sogar wertvoller als meine eigenen. Denn vor allem weibliche Patienten sind am Empfang und bei den unprätentiösen Erstkontakten meist offener als in der Unterredung mit dem Arzt, die zunächst doch immer etwas Förmlicheres, Offizielles hat. Während sie sich mir gegenüber gerne von ihrer besten Seite präsentieren, zeigen sie beim Personal eher ihr wahres Ich und sind, zum Beispiel nach längeren Wartezeiten, auch einmal ungehalten oder unfreundlich.

Zudem lehne ich das Friseurgetue, das in der Schönheitschirurgie Einzug gehalten hat, insgesamt ab. Immerhin behübschen wir Schönheitschirurgen das aktuelle Aussehen eines Menschen nicht bloß. Wir leisten medizinische Präzisionsarbeit und führen teils schwierige Eingriffe durch, die meist irreversibel sind. Wir verändern das Erscheinungsbild eines Menschen, also seinen körperlichen und damit auch seinen psychischen und seelischen Zustand. Und wir verändern das für den Rest seines Lebens.

Birgit Schwarz schlug die Beine übereinander. Ihre Handtasche stellte sie neben sich auf den Boden.

»Es wäre Ihre erste Schönheitsoperation«, sagte ich.

Sie nickte.

In meiner Branche ist das nicht immer so. Für einen Gutteil der Patienten ist so ein Besuch keine Premiere. Wer einmal damit angefangen hat, gefühlte Makel an sich selbst beheben zu lassen, hat eine Tendenz, es wieder zu tun.

Nach Erkenntnissen einer Fünf-Jahres-Studie, die Langzeitverbesserungen nach kosmetischen Operationen untersuchte, gibt es dabei interessante Unterschiede. Menschen, die vor dem Eingriff verheiratet waren oder in einer Beziehung lebten, sind demnach eher bereit, sich einer weiteren Operation zu unterziehen, als Singles. Ältere Patienten bereuen ihre Operation weniger oft als junge und würden es deshalb eher wieder tun.

Manche Patienten können gar nicht mehr damit aufhören. Es ist wie beim Tätowieren. Sie wollen immer mehr. Ich möchte fast sagen, dass es manchmal wie mit einer Droge ist. Manche Patienten entwickeln eine regelrechte Sucht danach, und wenn ein Schönheitschirurg aus Verantwortungsbewusstsein darauf hinweist und sie davon abzuhalten versucht, verabschieden sie sich meist höflich, oft aber auch unhöflich, und gehen zum nächsten.

Das heikle Thema Busen

Birgit Schwarz wollte eine Brustoperation. Sie fand ihren Busen zu klein und zu schlaff.

Ich schwieg und betrachtete sie.

Ins Klischee für Patientinnen, die eine Brustvergrößerung wollen, fiel sie eindeutig nicht. Nach einer Studie über Brustvergrößerung müsste sie dafür jung, solo und in nichts besonders genial sein. Sie müsste Aufmerksamkeit suchen und dabei auf ihre Brüste setzen.

Doch so sah Birgit Schwarz nicht aus, und der Eindruck änderte sich auch nach der Untersuchung nicht. Sie kam mir wie eine selbstbewusste, lebenstüchtige Frau vor. Äußerlich war alles an ihr ganz normal und wohlgeformt.

Es gibt Frauen, die Schönheitschirurgen konsultieren, nur um sich bestätigen zu lassen, dass ihr Busen völlig in Ordnung ist. Sie könnten es auch selbst sehen, aber dazu braucht es mitunter mehr als einen Spiegel.

Denn der Busen ist nicht bloß ein Körperteil. Die Brust hat einen hohen Stellenwert, sowohl für jede Frau als auch im gesellschaftlichen Kontext. Sie ist Symbol und Maßstab der Weiblichkeit. Sie steht für Fruchtbarkeit. Sie ist sexueller Anreiz. Sie spielt eine Rolle in der Werbung, in der Mode und ist damit omnipräsent. Der Busen wird instrumentalisiert. Von der Literatur. Von

Hollywood. Von der Schönheitsindustrie. Von praktisch allem, was unsere Geschlechterrollen prägt.

Der Busen ist ein heikler Punkt für fast jede Frau. Er steht für ihre Weiblichkeit, ihre Sexualität und ihre Fruchtbarkeit. Er steht für sie als Frau.

Brustvergrößerungen gehören deshalb weltweit zu den häufigsten Operationen. Seit den Anfängen der Schönheitschirurgie in den 1960er-Jahren verzeichnen sie dreistellige Zuwachsraten. Patientinnen fühlen sich vollständiger, selbstbewusster und weiblicher.

Bei etwas Heiklem wie dem Busen mit all den irrationalen Perspektiven darauf, kann es schon einmal angenehm sein, eine scheinbar objektive Stimme zu hören. Die Stimme von jemandem, der professionelle Vergleichsmöglichkeiten hat. Eine Art TÜV für die Oberweite sozusagen. Mit dem erhofften Ergebnis: alles in Ordnung. Vielleicht war es das bei Birgit Schwarz, und genau diese Art TÜV konnte ich ihr auch bieten.

»Sind Sie wirklich sicher, dass wir da etwas machen sollen?«, fragte ich.

»Ja.«

Ihre Antwort kam mit Nachdruck in der Stimme und klarem Blick, zwei an sich verlässliche Hinweise auf Wahrheit.

Trotzdem war ich noch immer nicht restlos überzeugt. Ich wusste nicht, was genau sie als Unternehmensberaterin machte, aber sie wirkte wie jemand, der Entscheidungen treffen kann und es gewohnt ist, sie dann nicht mehr lange zu hinterfragen. Was allerdings nicht bedeuten muss, dass es immer auch die richtigen Entscheidungen sind. Speziell bei Schönheitsoperationen treffen Patienten ihre Entscheidungen oft genug auf irrationaler Basis.

Der irrationale Wunsch nach Veränderung

Birgit Schwarz hatte sich leicht nach vorn gebeugt. Ihre Haltung war angespannt. Mein unbestimmtes Gefühl, dass da etwas nicht passte, wurde immer bestimmter.

Dieses Gefühl, nennen wir es Intuition oder meinetwegen Empathie. Es ist für Ärzte, die einen Menschen gleichsam zu dessen eigener Wunschversion modellieren sollen, ebenso wichtig wie für jene, die ihn von Krankheiten heilen sollen.

Früher habe ich den wissenschaftlichen Zugang zum Innenleben meiner Patienten gesucht. Ich habe sie, nach entsprechenden Fortbildungen, mit Techniken des Neurolinguistischen Programmierens zu verstehen versucht, also auf komplexere Weise. Heute weiß ich, dass die Fähigkeit zu diesem unbestimmten Gefühl entweder natürlich vorhanden ist oder nicht. Genau genommen ist es gar kein Gefühl. Es ist eher eine Art des Mitfühlens mit einem anderen Menschen.

Ich erlebe das auch bei meinen Schülern immer wieder. Wenn ich ihnen zu erklären versuche, wie dieses Mitfühlen geht, verstehen es die einen sofort und die anderen nie. Dabei ist es so simpel. Ein Arzt muss fähig sein, seine Patienten zu lieben, zumindest in dem Moment, in dem sie ihm gegenübersitzen und ihm ihre Situation, ihre Befürchtungen und ihre Hoffnungen erklären.

Nun wollte ich wissen, was Birgit Schwarz wirklich zu ihrem Besuch in meiner Klinik bewogen hatte. Schließlich kommen die wenigsten Patienten, weil sie pragmatisch und nach reiflich durchdachter Entscheidung ihr Leben und ihr Selbstwertgefühl durch eine nachhaltige Veränderung ihres Äußeren verbessern wollen.

Manchmal führen sie berufliche Probleme zu mir. Jemand hat das Gefühl, am Arbeitsplatz nicht wertgeschätzt, vielleicht sogar ignoriert oder ausgegrenzt zu werden. Viele fühlen sich dem Druck der nachdrängenden Generationen nicht mehr gewachsen. Insbesondere, wenn sie in Branchen wie der Werbung arbeiten, wo der Druck, jugendlich zu wirken, besonders hoch ist. Andere haben den Job verloren, finden keinen neuen und sind sicher, dass es daran liegt, dass sie keine dreißig mehr sind und auch nicht so aussehen.

Bei Brustvergrößerungen geht es jedenfalls im Grunde immer um mehr als die neue Körbchengröße. Erstaunlich viele Untersuchungen belegen, dass solche Patientinnen so gut wie immer einen inneren, psychischen Konflikt lösen wollen. Eine Studie ergab sogar, dass es in manchen Fällen um ein Identifikationsproblem mit der Mutter geht. Die Folge ist ein beeinträchtigtes Körperbild, das Probleme mit der eigenen Weiblichkeit mit sich bringt.

Die meisten Frauen, die ihren Busen vergrößern lassen wollen, wünschen sich in Wirklichkeit eine komplette Änderung der Lebenssituation. Die Dinge sollen sich bessern. Emotional und überhaupt.

Doch was wollte Birgit Schwarz?

Gehörte sie zu den 75 Prozent der Patientinnen, die hoffen, durch einen größeren Busen glücklicher zu werden, ein stärkeres Selbstwertgefühl und mehr Selbstvertrauen zu haben?

Oder gehörte sie zu jenen 54 Prozent, die sich von der Operation positive Veränderungen in ihrem sozialen Umgang und mehr Akzeptanz in ihrer Umgebung erwarten?

Gehörte sie zu den 25 Prozent, die sich von so einem Eingriff mehr Erfolg, mehr Geld und höhere Karrierechancen erwarten?

Die Zahlen entstammen einer Studie des Sozialwissenschaftlers Tilmann von Soest am norwegischen Forschungsinstitut Nova, der untersuchte, welche psychosozialen Faktoren Menschen motivieren, sich einer Schönheitsoperation zu unterziehen. Sie belegen, was ich selbst ständig erlebe. Im Leben der meisten Patienten ist gerade einiges los, wenn sie einen Schönheitschirurgen konsultieren. Laut von Soest berichten allein 27 Prozent von ihnen, dass in das Jahr vor ihrer Operation eine Scheidung, eine Trennung, ein Jobwechsel oder eine Übersiedlung an einen neuen Wohnort fiel.

Meinen Beobachtungen zufolge sind es vor allem Beziehungsprobleme, die Menschen in mein Besprechungszimmer führen. Sie fühlen sich nicht mehr geliebt. Nicht mehr wahrgenommen. Sie haben den Eindruck, dass sich ihr Partner eher für andere interessiert oder überhaupt schon jemand anderen hat. Oder sie leben schon lange allein. Oft genug ist es auch Murphys Gesetz. Es kommt alles zusammen. Was schiefgehen kann, geht auch schief.

Beziehungsprobleme und Schwierigkeiten am Arbeitsplatz können unsere Selbstwahrnehmung verändern. Sie machen es uns schwerer, uns schön zu finden.

Dann ist es ein Zusammenspiel von allem. Im Job läuft es nicht richtig, die Beziehung ist kaputt und vielleicht fühlt sich der oder die Betreffende wegen einer so nötig gewordenen Übersiedlung auch noch in der neuen Nachbarschaft fremd. Viele mögen sich dann nicht mehr, wenn sie in den Spiegel schauen.

Ich habe das alles nicht ständig vor Augen, wenn ich Erstgespräche führe. Aber wenn es mir, wie bei Birgit Schwarz, einfällt, verstört es mich. Ich frage mich dann: Kann ich als Schönheitschirurg wirklich all diese Wünsche erfüllen? Zieht ein Schönheitschirurg da nicht besser den Kittel des vermeintlichen Gottes in Weiß aus und spielt überhaupt gleich Gott?

Natürlich wissen wir Schönheitschirurgen, dass wir keine Götter sind, noch nicht einmal brauchbare Zauberer. Wir verändern etwas am Körper, was wiederum etwas im Leben eines Menschen verändert. Doch wie können und sollen wir dabei mit dem ärztlichen Verantwortungsbewusstsein umgehen?

Denn es kommt noch schlimmer.

Vierzig Prozent aller Frauen und Männer, die einen Schönheitschirurgen konsultieren, weisen laut einer systemischen Überprüfung von plastisch-chirurgischen Eingriffen zumindest Zeichen einer psychischen Auffälligkeit auf. In der norwegischen Soest-Studie berichten 19 Prozent von Depressionen und Angststörungen. Zum Vergleich: Vier Prozent sind es in der Gesamtbevölkerung.

18 Prozent greifen demnach zu Psychopharmaka, insbesondere Antidepressiva, was ich aus eigener Beobachtung sogar noch für untertrieben halte. Ich persönlich glaube, es sind dreißig bis fünfzig Prozent. In der Durchschnittsbevölkerung sind es fünf Prozent.

Patienten von Schönheitschirurgen leiden deutlich häufiger an psychischen Auffälligkeiten als die Gesamtbevölkerung. Stress mit dem eigenen Aussehen hängt offenbar mit Depressionen oder depressiven Verstimmungen zusammen.

Was hieße es für einen verantwortungsbewussten Schönheitschirurgen, wenn Birgit Schwarz zu dieser Gruppe gehören würde? Dass er aus ihrer Not ein Geschäft für sich machen soll? Dass er Einwände erheben und sie zu einem anderen Chirurgen weiterziehen lassen soll? Birgit Schwarz' nachdrückliches Ja lag noch immer in der

Luft. Ihr Blick war nach wie vor klar. Ich verlagerte das Gespräch auf eine persönlichere Ebene.

»Was sagt denn Ihr Partner dazu?«, fragte ich sie.

Manche Partner sind gegen einen Eingriff. Wenn sie bei diesen Erstgesprächen dabei sind, argumentieren sie auch dagegen, oft sogar heftig. Andere sind dafür und bringen, wenn sie selbst mitkommen, ihre eigenen Wünsche mit. Zum Beispiel, dass sie, wenn schon, auch ein bisschen Spaß mit dem Ergebnis der Operation haben wollen.

Doch meine Frage war nicht ganz ehrlich gestellt. Denn die Meinung des Partners interessiert mich in dieser Phase eines Arzt-Patientin-Verhältnisses weniger als die schlichte Auskunft, ob es überhaupt einen Partner gibt. Birgit Schwarz direkt danach zu fragen, wäre aber indiskret gewesen.

Birgit Schwarz hatte einen neuen Partner. Er mischte sich nicht ein und überließ die Entscheidung ganz ihr.

Solche Partner sind für mich die unangenehmsten. Ich finde sie schlimmer als die fundamentalistischsten Gegner oder Befürworter einer Schönheitsoperation. Denn ihr Schweigen suggeriert: Du bist mir egal. Es bedeutet Gleichgültigkeit und wird meist mit dem Argument, die Partnerin nicht »beeinflussen« oder gar »bevormunden« zu wollen, präsentiert.

Genau diese Gleichgültigkeit kann eine Frau aber erst zu einem Schönheitschirurgen führen. Weil sie ihre Zweifel nährt, dass etwas an ihr unzulänglich ist.

Wer seinen Partner mit seinen Zweifeln an seinem Äußeren alleine lässt, sendet ihm ein fatales Signal der Gleichgültigkeit, das diese Zweifel vergrößern kann.

Birgit Schwarz' neuer Partner könnte so ein Fehlgriff von einem Partner sein, dachte ich. Tatsächlich stellte sich heraus, dass sie in Sachen Beziehung eine turbulente Phase hinter sich hatte.

Der Mann, mit dem sie bis vor Kurzem noch verheiratet gewesen war, hatte eine Affäre mit ihrer besten Freundin angefangen. Sie selbst war daraufhin mit dem Lebensgefährten dieser Freundin zusammengekommen. Ein komplizierter Fall von Partnertausch.

Ich bemühe mich immer, aus solchen Geschichten keine voreiligen Schlüsse zu ziehen. Doch für Birgit Schwarz schien dieser Partnertausch kein ganz freiwilliger gewesen zu sein, eher ein notgedrungener Schritt, um bei all dem am Ende nicht allein dazustehen.

Von einer Krise zur nächsten leben

Es konnte auch sein, dass Birgit Schwarz ein anderes Phänomen zu mir geführt hatte. Das Phänomen, dass eine Veränderung oft weitere Veränderungen bedingt. Es gibt eine Art Domino-Effekt: Wenn das Leben sich ändert, möchte unser Ich nicht so bleiben, wie es war. Manche kaufen sich dann neue Kleider. Manche lassen ihr Gesicht oder ihren Busen operieren.

Doch Veränderungen führen nie zu Dauerzuständen. Das Leben ist im Prinzip eine Serie von Veränderungen. Wer sich aus den falschen Gründen zwischendurch unter das Messer legt, muss sich später die Frage stellen, was aus dem erzielten Ergebnis bei der nächsten Veränderung wird. Passt es dann auch noch zum Leben? Und was, wenn nicht?

Schon ganz junge Menschen haben Probleme mit Veränderungen. Dann nämlich, wenn sich ihr Äußeres von dem eines Kindes oder Jugendlichen zu dem eines Erwachsenen verändert. Schlecht wahrnehmbare Nasenlöcher können sich dann wie eine bedrohliche Entstellung anfühlen. Dieser Eindruck ist wahrscheinlich später auf einmal weg. Vergessen, eingebildet, nie dagewesen. Aber was, wenn so ein Jugendlicher Eltern hat, die ihm in dieser Phase eine Operation bezahlen? Weil es der einfachste Weg zu sein scheint, das Problem prompt zu lösen?

Manche Erwachsene lachen vielleicht über solche juvenilen Probleme. Bis sie graue Haare bekommen. Vor allem Männer versetzt das erste Anzeichen dafür, dass sie vielleicht doch nicht unsterblich sind, in Panik. Und auf einmal sind die grauen Haare weiß. Irgendwann ist für reife Menschen beides selbstverständlich, aber es ist natürlich, wenn dazwischen Panik liegt, die es eben zu überwinden gilt.

Soziale Veränderungen kommen ebenso verlässlich wie die körperlichen immer wieder, und es ist nun einmal so, dass nicht alle davon positiv sind. Wenn sich ein Mensch zwischendurch zum Beispiel abgelehnt, weggelegt und überflüssig fühlt, kann das auch dazu führen, dass er sich nicht mehr schön findet.

Wenn zum Beispiel der Job weg ist oder die Kinder aus dem Haus sind, fühlen wir uns zumindest vorübergehend nicht mehr gebraucht. Auf einmal besteht das Alter nicht mehr nur aus zwei Ziffern, die die Anzahl der Lebensjahre angeben. Es wird zu einem Maß, das auch unser Aussehen qualifiziert. Je höher die Zahl ist, desto unattraktiver fühlen wir uns.

Eine Schönheitsoperation in so einer Phase ist schon deshalb das falsche Mittel, weil die Zeit, unter der wir so sehr zu leiden meinen, in Wirklichkeit ein hervorragender Therapeut ist.

Es gibt eine Art von Unzufriedenheit mit unserem Äußeren, die sich durch ein einfaches Mittel beseitigen lässt. Durch Geduld.

Zeit hilft uns, jedes Tief zu überwinden, einfach, indem sie vergeht. Alltag und Normalität knabbern an der Krise, bis sie zerbröselt und mit ihr alle Nebenerscheinungen. Die Schönheitsoperation, die vorher der einzige Ausweg zu sein schien, ist plötzlich kein Thema mehr.

Dumm nur, wenn wir aus so einem Tief mit einem operierten Gesicht auftauchen, das uns bei jedem Blick in den Spiegel an die Krise erinnert.

»Ich denke, wir sollten noch warten«, sagte ich zu Birgit Schwarz.

Sie hob die Augenbrauen. »Warum?«

Ein stabiler, gesunder und vernünftiger Mensch wie sie, dachte ich, würde die schwierige Phase, in der sie sich gerade befand, gut überstehen. Womöglich würde sie sogar gestärkt aus ihr hervorgehen. Deshalb hielt ich das Warten für den richtigen Vorschlag.

»Es ist nie gut, eine Schönheitsoperation in einer turbulenten Lebensphase durchzuführen«, sagte ich.

Die bereits erwähnte Fünf-Jahres-Studie über die Langzeitverbesserung nach kosmetischen Eingriffen gibt auch hier zu denken. Sie zeigt einerseits, dass sich Selbstwertgefühl und Zufriedenheit mit dem eigenen Äußeren bessern, wenn die Indikation und der Zeitpunkt der Operation stimmen, dazu aber später mehr. Psychische Auffälligkeiten wie Depressionen nach einer Operation treten dann nur kurzfristig auf. Beides deckt sich mit meinen Erfahrungen.

Andererseits reagiert das Selbstwertgefühl, ein Hauptargument für eine Schönheitsoperation, langfristig gesehen nur träge bis gar nicht auf optische Veränderungen. Auch wenn Patienten mit ihrem neuen Äußeren zufrieden waren, steigt ihre Selbstachtung deshalb nicht nachhaltig. Ebenso wenig tritt die erhoffte grundlegende Veränderung der Lebensqualität ein, und auch depressive Symptome, die sie vor der Operation hatten, verschwinden eher nur kurzfristig.

Was zusammengefasst bedeutet, dass Operationen aus den richtigen Gründen, in der richtigen Situation und mit der richtigen Erwartungshaltung Sinn machen können. Doch in allen anderen Fällen ist Vorsicht geboten.

Für Birgit Schwarz schien mir eine weitere Erkenntnis der gleichen Studie noch wichtiger zu sein. Je länger sich Patienten mit ihrer Entscheidung für die Operation Zeit ließen, desto größer war die Zufriedenheitsrate danach. Wer sich dagegen spontan dazu entschloss oder dabei von anderen beeinflusst wurde, musste damit rechnen, dass er langfristig eher unzufrieden mit der Operation sein würde.

Nachdem ich ihr diese Dinge kurz dargelegt hatte, nickte Birgit Schwarz. »Wahrscheinlich haben Sie recht«, sagte sie.

Viele Patienten sind durchaus realitätsbezogen, was ihren Wunsch nach einem neuen Äußeren betrifft. Sie lassen sich von ihren Emotionen treiben und landen bei mir. Aber sie ahnen selbst, dass es tieferliegende Gründe für ihre Veränderungswünsche geben könnte, die sie sich ansehen sollten.

Ich passe meine Argumentation an meinen Eindruck an, den ich von dem Menschen, der vor mir sitzt, habe. Rundheraus lehne ich eine Operation nie ab. Sagen wir, fast nie. Die große rote Stopptafel taucht für mich immer dort auf, wo Patienten klar und eindeutig wollen, dass ich sie glücklich mache. »Da sollten Sie sich etwas anderes überlegen«, sage ich dann.

Was immer noch nicht heißt, dass ich am Ende nicht doch operiere. Würde ich alle Patientinnen wegschicken, die nicht nur wegen eines schöneren Busens, sondern auch auf der Suche nach Glück zu mir kommen, müsste ich meine Klinik schließen. Ganz abgesehen davon, dass ich sie mit einem Nein, wie gesagt, nicht von ihrem Vorhaben abhalten könnte. Auch in meiner Branche gibt es immer einen oder eine, der oder die weniger Skrupel hat und zum Skalpell greift, ohne lange zu fragen.

Bei Birgit Schwarz war ich mir allerdings sicher, dass sie, sollte sie sich doch noch für eine Operation entscheiden, zu mir zurückkommen würde. Sie stand auf, warf noch einen Blick auf den nüchternen Besprechungstisch und die wenigen Bilder an den Wänden, dann gaben wir uns die Hand und verabschiedeten uns.

Operation vergessen, Patient glücklich

Ich sah Birgit Schwarz nur einmal wieder. Durch Zufall, an einer Tankstelle an der Donau. Sie fuhr ein Cabrio und trug eine dazu passende weite Bluse, die keine Konturen erkennen ließ. Doch ich vermutete keine Sekunde lang, dass sie sich wider Erwarten doch noch anderswo operieren hatte lassen. Sie war guter Dinge und wirkte nicht verlegen, als sie mich sah, im Gegenteil. Sie schien sogar erfreut zu sein. Sie kam auf mich zu, und wir plauderten kurz, aber offen.

Sie war inzwischen in einer glücklichen Beziehung. Der Ex-Partner ihrer ehemaligen besten Freundin war Geschichte. Den neuen Mann musste sie kurz nach ihrem Besuch in meiner Klinik kennengelernt haben. Sie redete über ihn, als wären die beiden einander schon recht vertraut. Eine Schönheitsoperation war für sie jetzt wirklich kein Thema mehr. »Das war damals eine wirre

Zeit«, sagte sie nur, und klang nun doch ein wenig verlegen. Es schien ihr peinlich zu sein, mich da irgendwie mit hineingezogen zu haben. Dann lächelte sie, gab mir die Hand, setzte sich ins Auto und rauschte ab.

Raphaëls und Aurelies Familiennase

Warum zwei Geschwister ihre Nasen nicht mochten und wieso ihr Vater daran schuld war.

Ich hätte den Notizzettel meiner Empfangsdamen nicht gebraucht, um den französischen Namen wiederzuerkennen. Mademoiselle Boulanger. Auf Deutsch wäre sie eine »Frau Bäcker« gewesen. Diesmal saß nicht Raphaël Boulanger vor mir, sondern seine um zwei Jahre jüngere Schwester Aurelie. Der Grund, warum sie zu mir kam, war aber derselbe. Es ging um ihre Nase.

Erst vor einem Jahr hatte ich die Nase ihres Bruders operiert. Raphaël, damals 26, hatte gerade sein Architekturstudium an der Akademie der Bildenden Künste am Wiener Schillerplatz abgeschlossen und auch bei seinem im wahrsten Sinne des Wortes hervorragendsten Gesichtsmerkmal gestalterisch eingreifen wollen.

Jetzt zeigte mir Aurelie Fotos von der operierten Nase ihres Bruders, mit dem sie nicht nur das Studium, sondern auch die Form der angeborenen Nase teilte. Sie wollte klarstellen, wie sie sich die Sache vorstellte.

»Ich möchte so eine Nase wie er«, sagte sie. »Nur weiblich.« Damit legte sie ein Foto auf den Tisch, das sie offenbar als Vorlage für mich aus dem Internet ausgedruckt hatte.

In solchen Momenten wird mir immer etwas mulmig. Exakte Vorstellungen von etwas zu haben, kann im Leben nützlich sein. Auf meinem Gebiet aber, in dem es um einen lebenden Körper und um organische Materie geht, ist es eine Katastrophe. Noch mehr fürchte ich mich nur vor Sätzen wie: Machen Sie es, wie Sie meinen. Ich vertraue Ihnen voll und ganz, Herr Doktor.

Ich schob Aurelie die Fotos wieder zurück und erklärte ihr, dass weder ich noch irgendein anderer Schönheitschirurg der Welt das Ergebnis einer Operation mit letzter Genauigkeit vorhersehen könne.

»Der Mensch«, sagte ich, »ist ein lebendiges Wesen, ein komplexes Kunstwerk der Natur, und er lässt sich nicht mit der gleichen Präzision gestalten wie eine Schule, ein Bürogebäude oder ein Wohnhaus.«

Aurelie sah mich mit einem Anflug von Enttäuschung an. Womit für mich gleich auch ein anderer Punkt geklärt war. Die Operation würde stattfinden, mit mir oder ohne mich. Die Fragen, die wir hier zu erörtern hatten, waren wohl bloß organisatorischer Natur.

Dies, obwohl Nasenoperationen zu den eher seltenen Eingriffen in der Schönheitschirurgie gehören. Laut Umfrageergebnissen, die jährlich die Deutsche Gesellschaft für Ästhetisch-Plastische Chirurgie vorstellt, machen sie gerade einmal 4,4 Prozent aller Eingriffe aus. Hier das gesamte Ergebnis, publiziert im Februar 2018.

Die beliebtesten Behandlungen und Operationen

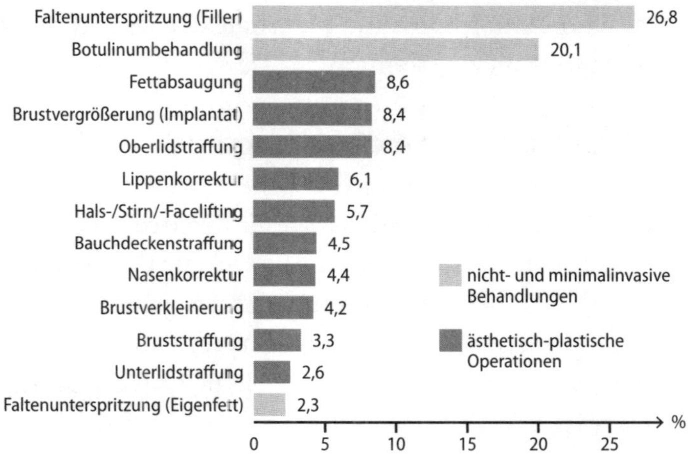

Quelle: Deutsche Gesellschaft für ästhetisch-plastische Chirurgie

Ich sah mir Aurelie genauer an, was gar nicht nötig gewesen wäre. Ich hatte schon erkannt, wie sich die Nasen der Geschwister ähnelten. Schon bei Raphaël hatte ich arabische Gene in der Familie vermutet, nun war ich mir fast sicher. Die natürliche Nase der beiden war prägnant. Sie war leicht gebogen und hatte etwas breite Flügel.

Abgesehen von dieser Gemeinsamkeit war Aurelie das Gegenteil ihres Bruders. Sie war zierlich, während Raphaël groß und kräftig war. Außerdem wirkte sie umgänglich und weich, fast ein wenig passiv. Vielleicht hoffte sie ja, mit der gleichen Nase auch ein paar der energischeren Wesenszüge ihres Bruders abzubekommen.

Die angeborene Nase der beiden war keine Einheitsnase. Sie konnte Blicke auf sich ziehen und damit in gewisser Weise herausfordernd sein, das schon. Als klassisch schön empfindet eine Mehrheit der Betrachter ja nicht das Besondere, sondern das Durchschnittliche.

Die Nase als Spitze eines Eisbergs

Nasen sind immer schwierig. Dieser Körperteil ist einer der heikelsten. Nasen sind oft die Spitze eines Eisbergs aus psychischen Problemen. Nasenpatienten gelten deshalb als die schwierigsten, was Studien regelmäßig belegen. Im ungünstigsten Fall leiden sie an einer Dysmorphophobie. Das ist eine Störung, auf die ich später noch näher eingehe, bei der Menschen einen pathologischen Konflikt mit ihrem gesamten Äußeren auszutragen haben.

Speziell junge Männer, deren Nase keine Fehler hat, leiden häufig unter deren vermeintlicher Unzumutbarkeit. Das kann richtig krass werden. Die häufigsten Morde an Schönheitschirurgen verüben unzufriedene junge männliche Nasenpatienten. Sagt zumindest die Statistik.

Abgesehen von solchen Auswüchsen ist die Verzweiflung von Nasenpatienten verständlich. Denn sie tragen ihr Problem meist schon lange vor sich her, oft seit ihrer Kindheit. Sie neigen zu Kommunikationsproblemen, weil sie sich schon ebenso lange für ihre Nase schämen.

Viele entwickeln Vermeidungsstrategien und wenden viel Energie dafür auf, sich nur von vorne und nur im Notfall im Profil zu zeigen. Dabei fühlen sie sich ständig beobachtet. Ein unangenehmer Zustand, der sich tatsächlich in vielen Fällen nach einer Operation bessert.

Ich ließ mir Zeit und betrachtete Aurelies Nase. Sie war auffällig, aber bestimmt keine, die bei Selfies im Internet gleich Shitstorms hervorrufen.

Es gibt sie, diese Nasen, die den restlichen Auftritt eines Menschen dominieren. Doch genau wie schon bei Raphaëls angeborener Nase hätte ich jetzt auch die von Aurelie eher als interessant angesehen, als Charakternase, als eine besondere Nase, die für Persönlichkeit steht.

»Gefällt Ihnen die neue Nase Ihres Bruders so gut oder Ihre eigene so wenig?«

Sie lächelte »Eigentlich wollte ich meine Nase damals gleichzeitig mit ihm machen lassen«, sagte sie. »Dann dachte ich, ich warte erst mal ab und sehe, wie das ist.«

Das passte zu meiner ersten Einschätzung von Aurelie. Sie war keine, die voranstürmte, auch nicht zu zweit. Sie war eher eine Windschattenfahrerin, klug und, wie viele kluge Menschen, eher vorsichtig.

»Wie ist das genau mit Ihrer Nase?«, fragte ich. »Haben in Ihrer Familie auch andere so eine?«

»Väterlicherseits.« Sie nickte. »Da gibt es einige.«

»Und Ihr Vater selbst?«

»Der hat auch so eine.«

Hadern mit dem Familienerbe

Ich erzählte ihr, dass ich häufig mit dem Phänomen der Familiennase konfrontiert bin, und dass ich zwei Arten des Umgangs damit festgestellt habe. Die einen tragen ihre Charakternasen mit Stolz, als etwas, das sie verbindet, quasi wie ein Familienwappen. Die anderen kämpfen mit ihren Charakternasen und würden viel dafür geben, unauffällig auszusehen.

Da Aurelie, ganz anders als ihr Bruder, für dieses Thema nun doch einigermaßen offen zu sein schien, machte ich weiter. »Wissen Sie, was der Unterschied zwischen diesen beiden Familientypen ist?«, fragte ich.

Aurelie dachte nach. Sie schüttelte den Kopf, obwohl ich vermutete, dass sie schon einen Verdacht hatte.

»In den Familien, die stolz auf ihre besondere Nase sind, verstehen sich alle eher gut miteinander. Es gibt einen Zusammenhalt und so etwas wie eine gemeinsame Identität, für die die Nase dann auch stehen kann. In den Familien, die unter ihrer gemeinsamen Nase leiden, sind die Beziehungen eher durcheinander."

Ich hatte den Eindruck, dass Aurelie nicht nur verstand, was ich sagte, es interessierte sie offenbar tatsächlich. Jedenfalls fühlte ich mich zum Fortfahren ermutigt und stellte die meiner Meinung nach entscheidende Frage.

»Verstehen Sie sich mit Ihrem Vater?«

»Ja«, sagte sie mit ernster Miene. »Wir können ganz gut miteinander.«

Das hatte ich nicht erwartet.

Schon von Raphaël wusste ich, dass der Vater der beiden ein harter Mann war. Er hatte eine gehobene Position bei den Vereinten Nationen inne, weshalb seine Kinder eine internationale Schule in Wien besucht hatten und mit einem breiten Horizont aufgewachsen waren. Geboren war er in einer französischen Industriestadt, aufgewachsen in bescheidenen Verhältnissen. Mit viel Fleiß hatte er sich nach oben gekämpft, was ihm allerdings nicht automatisch die Achtung und Liebe seiner Kinder gesichert hatte. Zumindest Raphaël hatte das wenig beeindruckt. Das Verhältnis zwischen Vater und Sohn war so schwierig, dass er selbst in unseren nicht eben sehr persönlichen Gesprächen immer wieder giftige Seitenhiebe gegen ihn platziert hatte.

Aurelie schien meine Gedanken zu erraten.

»Mich hat er immer gut behandelt«, sagte sie. »Raphaël und meine Mutter können das nicht behaupten.«

»Ein Mann, der die eigene Mutter und den eigenen Bruder schlecht behandelt, ist keiner, dessen Wappen man gerne vor sich herträgt«, wandte ich ein.

Ich wusste, dass ich mich damit auf gefährliches Terrain wagte. Genau genommen stehen solche Bemerkungen einem Psychologen, aber keinem Arzt und Chirurgen ohne jeden Hauch einer nachweisbaren psychologischen Ausbildung zu. Doch Aurelies nun unverkennbares Interesse an dem Thema ermutigte mich.

»Worauf wollen Sie hinaus?«, fragte sie.

»Sie ahnen es.«

»Sie meinen, ich wäre bei einem Psychotherapeuten besser aufgehoben als bei einem Schönheitschirurgen?"

Das meinte ich.

Das meine ich allerdings bei vielen Frauen und Männern, die einen Schönheitschirurgen konsultieren. Für mich ist Wunschmedizin, also Schönheitsmedizin, Verantwortungsmedizin und aufgrund meiner Erfahrungen mit dem Zusammenhang zwischen Seele, Psyche und Einschätzung des eigenen Äußeren hielte ich es schon lange für gut, wenn in einer plastischen Ordination routinemäßig auch Psychologen anwesend wären. Wogegen natürlich vor allem die erwähnte Schnelllebigkeit unserer Zeit spricht. Menschen erwarten rasche Lösungen.

Dir gefällt deine Frisur nicht?

Du gehst zum Friseur.

Du bist unglücklich mit deinem Aussehen?

Du gehst zum Schönheitschirurgen. Und wenn der ein Problem damit hat, dann hat er den falschen Job.

Sich selbst lieben lernen?

Ja gerne. Aber das geht ja wohl mit einem korrigiertem Äußeren ganz von allein.

Wobei ich einschränke, dass auch Psychologen und Psychotherapeuten oft nur scheinbare Hilfe bieten. Auch sie vermeiden gerne den altmodischen Weg des Aufarbeitens bestimmter Probleme und lassen ihre Klienten lieber Ich-bin-ich-Affirmationen auswendig lernen.

Psychotherapeuten arbeiten bei Klienten, die ihr eigenes Äußeres ablehnen, oft nur das Ego heraus, was das Problem auf Dauer nicht löst. Wer versucht, seine Probleme mit einem künstlich gesteigerten Selbstwertgefühl zu überstrahlen, steht am Ende vor der gleichen Mauer, nur auf der anderen Seite.

Auf diese Weise fühlen sich Menschen vielleicht eine Weile unangreifbar. Doch eine nachhaltige Lösung bringt das nicht, denn irgendwann kommt zum Beispiel ihre Einsamkeit zurück. Jetzt allerdings nicht deshalb, weil sie sich selbst ablehnen, sondern weil sie ein Verhalten an den Tag legen, das alle anderen ablehnen und deshalb nichts mehr mit ihnen zu tun haben wollen. Seit einer Weile arbeite ich deshalb mit Psychotherapeuten zusammen, denen ich vertraue, und von denen ich weiß, dass sie mir die Patienten gegebenenfalls auch wieder zurückschicken.

»Argumentieren Sie da nicht gegen Ihre eigenen Interessen?«, fragte Aurelie.

»Es gibt auch unter Schönheitschirurgen so etwas wie einen Ehrenkodex«, antwortete ich. »Er sieht unter anderem vor, Patienten ausreichend aufzuklären, wenn sie etwas wollen, das ihnen nichts bringt oder vielleicht sogar schadet.«

»Bei meinem Bruder galt der Ehrenkodex nicht?«

Ich zögerte. »Vielleicht habe ich die Situation damals noch nicht richtig überblickt.«

»Oder Sie haben die Situation richtig überblickt und wussten, dass Sie mit diesen Argumenten bei ihm abblitzen würden.«

Jetzt lächelte ich. »Er wäre einfach zu einem anderen Chirurgen gegangen«.

Aurelie nickte. »So ist mein Bruder. Etwas stur. Wenn er sich einmal etwas in den Kopf gesetzt hat, zieht er es durch. Er war ziemlich sauer, als ich damals nicht gleich zu Ihnen mitgekommen bin.« Sie machte eine kleine Pause. »Lassen Sie mich ein paar Tage über Ihren Vorschlag nachdenken.«

Mit einem Happy End kann ich bei dieser Geschichte nicht dienen. Dabei wäre es so schön gewesen. Aurelie hätte ihre offenbar komplexe und keinesfalls aussichtslose Beziehung zu ihrem Vater grundlegend überdacht und damit eine positive Dynamik in die ganze Familie gebracht. Sie hätte ihre spezielle Nase bis ans Ende ihrer Tage mit Stolz getragen, während der schon operierte Raphaël ein wenig bedrückt gewesen wäre, weil er diese Nase leichtfertig einer Art emotionalen Kurzsichtigkeit geopfert hatte.

In Wahrheit kam Aurelie zum nächsten Termin in Begleitung ihres Bruders, neben dem sie viel schwächer und unselbstständiger wirkte. Raphaël führte das Wort, es ging jetzt auch bei Aurelie endgültig nur noch um die Modalitäten des Eingriffs.

Bei der Operation ging alles gut. Raphaël und Aurelie sehen einander wieder ähnlich und sind so weit zufrieden damit. Ich bekam noch mit, dass der Vater der beiden ziemlich sauer war, dass seine Kinder sich sein »Wappen« wegoperieren hatten lassen. Etwas, das ich bei derartigen Familienkonstellationen immer wieder beobachte. Die genetische Quelle der Nase, in diesem Fall der Vater, betrachtet es als Verrat an ihm und an der Familie insgesamt, sie zu verändern.

Es mag romantisch und vielleicht etwas naiv klingen, aber ich bleibe trotzdem dabei. Das oben skizzierte Ende wäre mir als das glücklichere erschienen, auch wenn ich dabei nichts verdient hätte.

Die Lehre vom Menschen

Wie ich während meiner Laufbahn als Schönheitschirurg allmählich herausfand, dass fast jeder Wunsch nach äußerer Veränderung eine psychische oder seelische Ursache hat.

Ich habe das Glück, in einer Branche tätig zu sein, die seit meinem Einstieg unaufhörlich wuchs. In meiner Anfangszeit in den 1990er-Jahren und nach dem Jahrtausendwechsel ging es dieser Branche weniger um Selbstreflexion als um das Ausreizen dieses Wachstums mit neuen technischen Möglichkeiten und immer neuen Angeboten für Patientinnen und Patienten. Denn gerade in einem Boom ist es verführerisch, die Dinge vor allem von ihrer geschäftlichen Seite zu betrachten.

Ich gebe zu, dass es auch für mich Zeiten gab, in denen ich diesen Höhenflug bediente, ohne ihn richtig zu hinterfragen. Erst ein langsamer Prozess voller teils schmerzlicher Erfahrungen öffnete mir die Augen für die ganze Dimension der Verantwortung eines Schönheitschirurgen für seine Patienten.

Meine Laufbahn war dabei keineswegs vorgegeben. In meinen jungen Jahren war wirklich nicht abzusehen, dass ich mir angesichts einer weiblichen Brust jemals etwas anderes denken würde als: schön! Hätte mir jemand gesagt: Siehst du, so etwas wirst du einmal operieren, hätte ich ihm auf die Schulter geklopft und ihm noch ein Glas Wein spendiert. Ich wollte alles Mögliche vom Leben, aber Arzt wollte ich nicht werden. In Wahrheit wusste ich lange Zeit überhaupt nicht, was ich werden wollte. Es lag nicht daran, dass mich nichts interessiert hätte. Im Gegenteil, mich interessierte so ziemlich alles, aber wenig davon taugte zu einem Beruf. Ich war außer im Sport auch nie sonderlich gut in irgendetwas Bestimmtem.

Schon in der Volksschule, die ich in meiner Heimat Kärnten besuchte, war ich ein schlechter Schüler. Danach wechselte ich in ein slowenisches Gymnasium in der Kärntner Hauptstadt Klagenfurt, was nur ein Jahr lang gutging. Als nächstes landete ich in einem Gymnasium mit Latein und Griechisch. Der eigentliche Grund dafür war, dass die Klasse zu wenige Schüler gehabt hätte und ohne mich zahlenmäßig nicht zustande gekommen wäre. Heute halte ich das für eine glückliche Fügung.

Denn diese Zeit der humanistischen Ausbildung hat mich geprägt. Ich hatte damals mehrere Mentoren, aber meinem Deutsch- und Griechisch-Professor verdanke ich besonders viel. Ich begann zu lesen. Hermann Hesse, die Existenzialisten, auch wenn ich von ihren Büchern nur die Hälfte verstand. Ich beschäftigte mich zum ersten Mal mit Werten und mit Mythologie. Auch, wenn ich später zwischenzeitlich beides wieder vergaß, schlossen sich schließlich doch genau dort einige Kreise in meinem Leben.

Zunächst blieb ich trotz allem ein schwieriger Schüler, was damals noch harte Konsequenzen nach sich zog.

In meinem Fall bestanden sie in einer Strafversetzung nach Wien. Internat, vier Jahre lang Bundeskonvikt Josef-Gall-Gasse. Alle anderen fuhren am Wochenende heim, aber Kärnten war dafür zu weit weg, damals war das fast noch eine Tagesreise. Ich kletterte an den Samstagen und Sonntagen zum Kellerfenster hinaus und zog durch den Prater.

Warum ich Ihnen das alles erzähle

Wer erkennen will, ob jemand aus inneren Gründen unter einem äußeren Makel leidet, muss die Menschen verstehen. Er muss eine Ahnung haben von dem, was sie bedrückt, belastet oder gar beherrscht. Erst dann kann er ihnen ihre Last nehmen oder zumindest dafür sorgen, dass sie weniger wiegt.

Mag sein, dass sich das an Universitäten lehren und lernen lässt. Ich glaube, es in der sogenannten Schule des Lebens gelernt zu haben, und eine der vielen Klassen dieser Schule war für mich der Wiener Prater der 1970er-Jahre. Schießbuden waren die Klassenzimmer und das Wesen des Menschen war das Hauptfach. In Wien gibt es dafür sogar den Ausdruck »Prater-Matura«.

Ich tat mir auch in dieser Schule zunächst schwer. Vor allem, weil ich mich als Kärntner in Wien isoliert fühlte. Damit war ich im Prater automatisch in einer Außenseiterrolle, in der ich mich erst beweisen musste.

Angenehm war das nicht. Es machte mich aggressiv. Ich fing mit Kampfsport an, aus dem simpelsten Grund, den es dafür gibt. Ich musste mich wehren können. Doch auch das war eine glückliche Fügung. Ich bin dieser Sportart bis heute treu geblieben und habe dabei Vieles gelernt, um das es in diesem Buch noch gehen wird.

Als ich mit einigen Jahren Verspätung auch die Schul-Matura bestand, machte ich zunächst nichts. Zumindest nichts, das meiner Karriereplanung gedient hätte. Gearbeitet habe ich allerdings immer. Noch während meiner Schulzeit in Kärnten war ich der erste jugendliche Zeitungsausträger mit Mofa. Jetzt, mit zwanzig, ging ich ins Gastgewerbe. Ich machte mein eigenes Lokal auf. Nicht sehr beruhigend zu wissen, dass ein ehemaliger Wirt Lippen, Lider, Ohren oder Brüste operiert? Ich finde schon. Ich will nicht verlangen, dass Medizinstudenten künftig ein Pflichtpraktikum als Kellner zu absolvieren haben, aber sinnvoll wäre es allemal.

Aus dem Prater habe ich mein Grundwissen über das Wesen des Menschen, doch mein tieferes Wissen darüber stammt aus meiner Zeit in der Gastronomie, die eigentlich schon als Kind begann, in einem italienischen Hotel, das meine Mutter leitete. Schon dort lernte ich viel über jenes unbestimmte Gefühl, das mich einen Menschen besser erschließen lässt als jedes noch so ausgereifte psychologische Schema.

Wer seine Intuition trainieren will, muss zunächst erkennen, dass das Sichtbare meist den Blick auf das Wesentliche verstellt.

Mein Lokal lag in einer aufgelassenen Hutfabrik in einer damals heruntergekommenen Gegend im siebten Wiener Gemeindebezirk. Heute ist dort alles revitalisiert, doch damals frequentierten Obdachlose die Gebäude ringsum. Falco drehte einen Teil des Videos zu seinem Song »Amadeus« in meinem Lokal. Irgendwann verkaufte ich es an eine Kärntnerin und beschloss, mit dem Geld zu studieren.

Ich entschied mich für Veterinärmedizin. Bei meiner ersten Prüfung ging es um so eine Art Heu-Kunde. Sie legten mir einen kleinen Haufen Grünzeug vor, den ich bestimmen sollte. Ich hatte keine Ahnung, und das war's auch schon wieder mit meiner Laufbahn als Tierarzt.

Nach einem ebenso erfolglosen Abstecher ans Juridicum war ich ratlos. Das war die schwierigste Zeit für mich. Ich war von der Selbstständigkeit des Lokalbesitzers im Formulardschungel an der Immatrikulationsstelle gelandet und mit zwei Anläufen in meine Zukunft gescheitert.

Doch ich hatte Glück. Es bestand darin, dass ich mich, einer Eingebung folgend, für Medizin entschied. Die erste Prüfung war Physik. Ich fiel durch. Doch danach absolvierte ich das Studium mit Auszeichnung in weniger als der Mindestzeit. Ich musste sogar um Studienverkürzung ansuchen.

Was ich heute brauche, um in meine Patienten hineinblicken zu können, lernte ich trotzdem weiterhin eher auf der Straße. Vor dem Café Ritter auf der Wiener Mariahilfer Straße zum Beispiel, wo ich als unbeteiligter Passant in eine Schießerei geriet. Ich warf mich auf den Boden und hörte die Kugeln über mich hinwegfliegen. Ich fürchtete mich auf fundamentale Weise. Doch wenn ich keine Furcht, keine Scham oder keinen Liebeskummer erlebt hätte, könnte ich Furcht, Scham und Liebeskummer heute bei meinen Patienten nicht nachvollziehen. Dann wäre ich ein schlechter Arzt und ein noch schlechterer Schönheitschirurg.

Mein Vordringen in den Bereich der Schönheitschirurgie war von einem ganz speziellen Navigationssystem gesteuert, das manchmal Zufall, aber immer wieder auch Glück hieß. Zum Beispiel fand ich mich nach meinem Studium dank meiner damaligen Lebensgefährtin in der Wiener High Society wieder, dem natürlichen Lebensraum eines Schönheitschirurgen, zumindest, wenn es nach den Boulevardmedien geht. Ganz falsch ist das auch nicht. Ich war später als Schönheitschirurg auch deshalb so gut gebucht, weil ich bereits so viele Menschen kannte.

Heute nennt man das netzwerken, für mich war es einfach das Leben. Es machte mir schon damals Spaß, und wenn über die sogenannte High Society auch gerne gespöttelt wird, absolviere ich meine gesellschaftlichen

Verpflichtungen dort doch nach wie vor mit Vergnügen. Ganz abgesehen davon, dass ich auch hier ein Biotop zur Beobachtung des Menschlichen vorfinde.

Als junger Mediziner lernte ich auch vom Behindertensport. Ein Bereich, in dem ich mich schon während meines Studiums engagiert hatte. Wie die Menschen, die ich dort traf, ihre Schicksale meisterten, war inspirierend. Wir Ärzte erlebten mit, wie eine Querschnittslähmung sie aus ihrem alten Leben riss, wie sie angesichts der Endgültigkeit ihrer Lage die Hoffnung verloren, und wie sie sich dann doch neu ordneten, neue Ziele entwickelten, neu zu leben anfingen.

Mein Beitrag war es, Hilfe in der wiederherstellenden Chirurgie zu leisten. Ein Satz, den damals ein Oberarzt zu mir sagte, blieb mir in Erinnerung.

Egal, was mit einem Patienten ist, wenn du ihn magst, wird alles gehen, wenn du ihn nicht magst, geht gar nichts.

Er brachte mir bei, dass und wie eine gewisse Menschenliebe, eine fast religiöse Form davon, zum Umgang mit Patienten gehört.

Über den Behindertensport kam ich in ein Rehabilitationszentrum und weiter in die Unfallchirurgie im Lorenz-Böhler-Krankenhaus. Dort unterhielt ich mich oft mit einem Arzt aus China. Seine Heimat faszinierte mich. Er schickte ein Fax, und nach drei Monaten schwieriger Kommunikation war ich in einer Abteilung für plastische Chirurgie an einer Klinik in Shanghai. Wieder eine neue Welt samt einer für mich völlig fremden Kultur. Konkret beschäftigte ich mich mit Mikrochirurgie. Ich wollte mich, mit dreißig, auf Replantationen spezialisieren.

Lehrfach Demut

Bei meiner Rückkehr nach Wien waren meine Kollegen im Gegensatz zu mir schon fertige Fachärzte. Was auch bedeutete, dass viel Jüngere mir erklärten, welchem Patienten ich als nächstes Blut abnehmen sollte. Ich erwähne das nicht, weil es unter meiner Würde gewesen wäre, sondern, weil es mir, mit meinem damals noch besonders großen Ego, die Rolle der Demut im Leben zum ersten Mal richtig bewusstmachte. Auch das war ein wichtiges Steinchen in meiner Zusatzausbildung zum Schönheitschirurgen.

Demut befähigt uns, über unsere eigene Wichtigkeit hinwegzuschauen und sich ganz einem Gegenüber zu widmen. Sie lässt uns zuhören, selbst wenn dieses Gegenüber keine Worte sagt, und verleiht einen Blick, mit dem es sich hinter die Dinge schauen lässt.

Ich machte schließlich nach vielen Jahren als Unfallchirurg mit Spezialgebiet rekonstruktive Mikrochirurgie am Wiener Wilhelminenspital die Ausbildung zum plastischen Chirurgen, wobei ich wieder Glück mit meinem

Mentor, Univ.-Prof. Dr. Jürgen Holle, hatte. Ich verdanke ihm viel, weil er mir den Freiraum ließ, mich zu dem zu entwickeln, der ich heute bin. Zuvor waren meine Bewerbungen um leitende Positionen an meinen mangelnden politischen Beziehungen gescheitert, weshalb ich den Weg zur Wunschmedizin ästhetische Chirurgie und einer eigenen Praxis suchte.

Eine Privat-TV-Serie mit dem Titel »Operation Schönheit« machte mich bekannt. Meine Praxis wuchs zur Klinik. Dazu kamen meine Habilitation, zahlreiche Publikationen, wissenschaftliche Vorträge und Preise und meine Bestellung zum gerichtlich zertifizierten Gutachter. Heute habe ich meine eigene Klinik mit dreißig Betten, vier Operationssälen und siebzig Mitarbeitern. Zahlreiche plastische Chirurgen buchen sie wegen ihrer speziellen Möglichkeiten und sie ist über die Grenzen meines Heimatlandes hinaus renommiert. Junge plastische Chirurgen aus der ganzen Welt kommen hier her, um zu lernen.

Doch auch dabei erlebte ich Tiefs. Es gab zum Beispiel eine Zeit, in der ich nur noch arbeitete. Doch so sehr ich mich mit meinen Patienten auseinandersetzte, so sehr vergaß ich, dass auch Mitarbeiter Menschen sind. Ich hatte die Deckung ständig offen. Ja, das passierte ausgerechnet mir, der glaubte, sie so gut zu kennen, die Menschen.

Schließlich hatte ich auch keine Nerven für bestimmte Patienten mehr. Es kam sogar vor, dass ich die eine oder den anderen beleidigte und hinauswarf. Das tut mir heute noch leid, und nicht nur deshalb, weil es mich einen Teil meiner Klientel kostete. Doch mein Betrieb wuchs trotzdem weiter.

Dabei stimmte die Qualität schon nicht mehr. Es fiel mir wegen einer Kleinigkeit auf. Ich hatte immer viele Geschenke bekommen, Süßigkeiten und Wein. Auf einmal blieben sie aus. Es gab nichts, wofür sich meine Patienten persönlich bedanken wollten.

Ich operierte schon damals viel im Ausland. So war ich wochenweise in Kasachstan, in der Ukraine, in Russland oder etwa in Dubai. Zwischen den Operationen langweilte ich mich oft. Ich las viel und beschäftigte mich mit Qigong. Mit der Übung »Phönix aus der Asche« setzte ich mich besonders intensiv auseinander. Ich verinnerlichte sie. Immer öfter hatte ich denselben Traum: alles zu verlieren und neu anzufangen.

Es fühlte sich gut an.

Genau so kam es auch.

Nur dass es sich in Wirklichkeit zunächst weniger gut anfühlte. Streit, Schulden, Trennung, Schlamassel. Da kam mir zugute, dass es nie meine Intention war, viel Geld zu verdienen, und dass ich immer ein Stoiker war. Wenn das eine nichts wird, mache ich eben etwas anderes, dachte ich immer.

Ich stehe heute, mit meiner neuen Klink, finanziell wie vor dreißig Jahren da, aber ich fühle mich befreit. Hätte ich weitergemacht wie damals, wäre ich längst an einem Herzinfarkt gestorben. Doch vor allem denke ich, dass mich das alles als Schönheitschirurg und als Kenner des Menschlichen, des Unsichtbaren hinter unserem Äußeren, viel weiter gebracht hat, als es jede noch so teure Zusatzausbildung getan hätte.

Um ein psychisches und seelisches Problem aufzuspüren, muss ein Arzt und Chirurg selbst gelebt und gelitten haben. Denn nur, was wir selbst erlebt haben, können wir wirklich erkennen und verstehen.

Wenn wir nie etwas verloren haben, nie verlassen wurden, nie mit oder um etwas kämpfen mussten, dann werden wir andere nicht verstehen. Mich versetzte im Grunde erst das Verlieren, das Verlassenwerden, das Kämpfenmüssen in die Lage, zu erkennen, dass an einer Nase nichts falsch oder ein Busen völlig in Ordnung ist. Oder dass zu viele Kilos ein Schutzpanzer und Falten Zeichen einer vorübergehenden Krise sein können.

Ich habe auch gelernt, dass eine Schönheitsklinik ein familiäres Team braucht, damit alle ihre Aufgaben meistern können, und dass ich dieses Team weich führen muss, damit es wiederum mich auffängt, wenn es darauf ankommt. Schon weil Teams in der Schönheitschirurgie anders funktionieren, als in anderen medizinischen Fachrichtungen. Sie sind ein bisschen chaotischer und manchmal vielleicht weniger organisiert, aber auch warmherziger und mitfühlender. Ich beschäftige derzeit zwischen siebzig und achtzig Mitarbeiter, und wie ich mit ihnen umzugehen habe, war eine der wichtigsten Lernerfahrungen in meinen Krisen.

Fünf dieser Mitarbeiter sind Sekretärinnen, die die schon angedeutete spezielle Rolle bei der Aufnahme neuer Patienten haben. Jede von ihnen hat eine andere Stärke. Eine horcht schon am Telefon genau in jede Patientengeschichte hinein, um bereits dabei auch das zu hören, was zwischen den Worten liegt. Die zehn Kollegen meines aktuellen Operationsteams sind tatsächlich wie Familienmitglieder für mich.

Angreifen und begreifen

Ich bin wie gesagt kein ausgebildeter Psychologe, aber manchmal halte ich genau das für einen Vorteil. Denn meine berufliche Aufgabe lässt keine Schemata zu. Ich muss das Gesamte sehen und es mit Erfahrung und Intuition einordnen. Nur dann bin ich gut.

In den Gesprächen arbeite ich mit allen Sinnen. Nehmen wir an, Mutter und Tochter kommen zu mir ins Besprechungszimmer. Die Tochter will sich operieren lassen. Ich sehe, dass die Mutter Ringe unter den Augen hat, sie ist ein bisschen mollig. Mein Hirn sagt mir, dass ich zunächst auf sie eingehen muss. Meine Ohren sagen mir, dass die Tochter noch zu Hause lebt und die Mutter gegen einen Eingriff ist. Jedes Detail eine wichtige Information, ein Mosaiksteinchen des Gesamtbildes. So arbeite ich mich langsam vor.

Im Patientengespräch geht es um Kommunikation im weitesten Sinn. Es muss viel Energie fließen.

Ich habe während meiner Laufbahn auch gelernt, das Innenleben meiner Patienten wahrzunehmen, indem ich sie berühre. Sie spüre. Sie entkleiden sich und stehen nackt vor ihrem Arzt, der sie angreift, betastet, hier drückt, dort zieht. Ist er ein Frauenarzt, ein Urologe oder ein Schönheitschirurg, betastet, drückt und zieht er an Stellen, die sonst nur geliebte Menschen berühren.

Für mich ist diese Nacktheit wie eine Landkarte. Ich lese sie mit den Händen, den Fingerspitzen. Wenn ich Menschen auf diese Art angreife, hilft mir das, sie zu begreifen. Dann weiß ich über sie unter Umständen nach fünf Minuten mehr als ihre Partner nach zwanzig Jahren.

Dann frage ich mich manchmal: Wie verzweifelt müssen sie sein, um sich dieser Untersuchung mit dem Ziel einer Schönheitsoperation auszusetzen? Wie sehr muss sie etwas quälen? Wie sehr müssen sie unter etwas leiden? Wie sehr stehen sie unter Druck?

Die psychologische Beschäftigung mit diesen Themen kennt keine Dienstzeiten. Sie hört nicht auf, wenn ich die Klinik verlasse. Nicht einmal ganz, wenn ich jeden Freitag meinen Sohn von der Schule abhole oder wenn ich an Samstagen meinen gesellschaftlichen Verpflichtungen nachkomme.

Deswegen schwimme ich gerne, am liebsten im Schotterteich von Langenzersdorf bei Wien, wo ich einen Garten habe. Meine Nachbarn dort sind fast alle über achtzig und ziemlich locker. Nach einer Stunde im Wasser habe ich den Kopf wieder frei. Das hilft besonders an den starken Tagen in der Klinik, an den Montagen und Dienstagen, die für mich um 5.30 Uhr beginnen und nie enden. Mein einzig wirklich gelöster Tag ist der Sonntag. Er ist für meine Familie reserviert. Wir frühstücken manchmal gemeinsam auswärts, machen Ausflüge, fahren Rad. Es ist die Zeit meiner Psychohygiene, die ich auch brauche, um hinter das Sichtbare blicken zu können.

Doch nach diesem kleinen Ausflug in meine Entwicklung und mein Leben als Schönheitschirurg nun zu den interessantesten Aspekten unserer Beziehung zu unserem Äußeren und der Frage, was wir daraus über uns selbst lernen können.

Die Macht der (stillen) Manipulation

Wie Menschen in unserer Umgebung unser Selbstwertgefühl verändern und welche Rolle Selfies dabei spielen.

Stellen Sie sich vor, Sie stehen allein vor dem Spiegel. Sie kennen diesen Menschen, der Sie hier ansieht. Sie haben viel Zeit mit ihm verbracht. Sie haben viel mit ihm erlebt. Sie haben viel gemeistert und manches verbockt. Alles in allem sehen Sie einem Menschen in die Augen, den sie recht anziehend finden. Den Sie gut leiden können. Den Sie mögen. Den Sie lieben.

Das können Sie sich nicht vorstellen?

Dann ist anzunehmen, dass Sie nicht allein vor dem Spiegel stehen. Dass Einflüsterer Ihr Urteil beeinflussen. Einflüsterer, die Ihnen sagen, dass Sie vielleicht doch nicht ganz so anziehend sind. Vielleicht klingen sie freundlich. Dann sagen sie dazu: Wer ist schon perfekt? Sie sagen, dass man Sie gut leiden könne, und was wäre ein Mensch schon ohne seine kleinen Fehlerchen. Sie sagen, dass man Sie mag, aber ganz ohne Makel sei ja niemand. Dass man Sie liebe, und das wegen einiger Ihrer Eigenschaften und trotz vieler anderer.

Vielleicht klingen Ihre Einflüsterer auch etwas rüder. Dann sagen sie zum Beispiel, dass Sie zwar für manche attraktiv seien, aber nun wirklich nicht perfekt. Dass man Sie zwar gut leiden könne, Sie aber ein Mensch mit gewissen Fehlern seien. Dass man Sie schon möge, Sie aber doch gegen einige Makel etwas tun müssten. Dass man Sie liebe, aber eine Traumpartnerin oder ein Traumpartner sähe nun doch etwas anders aus.

Die Partner als Spiegel

Besonders Frauen beurteilen ihr Äußeres nicht nur mit ihren eigenen Augen. Sie sehen sich auch durch die ihrer Partner. Mehr noch, sie stehen oft in einem direkten oder indirekten Abhängigkeitsverhältnis zu ihren Männern.

Ich denke da an Marina. Mitte der 1980er Jahre war sie, kurz nach ihrer Geburt, mit ihren Eltern nach Österreich gekommen, heute ist sie in Wien als Mama-Bloggerin und Social-Media-Beraterin keine Unbekannte. Als sie eines Tages bei mir im Besprechungszimmer saß, wirkte sie auf mich jugendlicher, als es ihr Geburtsdatum vermuten ließ. Sie war so freundlich und offen, dass ich mich von der ersten Sekunde an fragte, was sie eigentlich von mir erwartete. Genau das fragte sie mich auch.

»Wo würden Sie bei mir anfangen?«, fragte sie und sah dabei halb an mir vorbei, als wolle sie dem prüfenden Blick nicht allzu ungeschützt ausgeliefert sein.

Als Frau, die beruflich in Projekten zu denken gewöhnt war, hatte sie auch ein Projekt daraus gemacht, ihr Äußeres zu verändern. Dieses Projekt präsentierte sie mir jetzt. Immer mit einem angenehmen Hauch von Selbstironie, wie etwas, das einerseits nötig war, andererseits Spaß machte.

Ich weiß nicht mehr, was mich in diesem Moment auf den Gedanken brachte, dass die Unzufriedenheit dieser so selbstbewusst und positiv wirkenden Frau mit einem Mann zu tun haben könnte. Vielleicht war es einfach der Umstand, dass sie alle Dinge ihres Lebens gut im Griff zu haben schien, mit ihren beiden kleinen Töchtern ein freies und beruflich selbstbestimmtes Leben führte und ein optimistisches Wesen zu haben schien. Von dort konnte ihr Zweifel an sich selbst nicht stammen. Blieb als Quelle also zum Beispiel ihre Partnerschaft.

Dazu kam, dass mir eine Mitarbeiterin, die mit Marina offenbar auf Facebook befreundet war, einen der hilfreichen Notizzettel hingelegt hatte. »Der Vater ihrer beiden süßen Mädchen ist auf den Fotos nie zu sehen. Sie ist immer allein mit ihren Kindern.«

Hinter vielen Schönheitsfehlern, die
Frauen an sich entdecken, steht ein Mann.

Diese Erfahrung hatte ich oft genug gemacht. Erstaunlicherweise eben auch bei sogenannten starken Frauen, denen niemand zutrauen würde, dass sie ausgerechnet auf diesem Gebiet angreifbar waren. Auch erfolgreiche und attraktive Frauen wie Marina konnten in diesem Punkt unausgesprochene Probleme haben.

Zu mir kommen oft genug Frauen, die alte weibliche Rollenschemata leben. Sie ordnen sich ihren Männern in vielen Lebensbereichen unter, obwohl das in ihrer Außenwirkung niemand von ihnen erwarten würde. Trotz eigener Karriere, selbstbestimmtem Leben und gesundem Entscheidungsvermögen definieren sie sich bis zu einem gewissen Grad über jemand anderen. Ihren Partner.

Auch starken Frauen kann es passieren, dass sie sich zumindest teilweise über ihre Männer definieren. Dann kann es schwierig werden, die eigene Schönheit selbst einzuschätzen.

Die Saat des Zweifels

Es gibt Männer, die das Äußere ihrer Frauen explizit kritisieren, und die ihnen oft genug überhaupt gleich eine Schönheitsoperation ans Herz legen.

Schau dich an mit deinem Busen,
der gefällt mir nicht, lass dir das machen.

Solche Sätze können traumatisieren. Selbst, wenn die betroffene Frau sich das nicht eingesteht und ihrem Partner zugutehält, dass er das nur im Streit so dahingesagt hat. Doch tief in ihrem Innersten glaubt sie es vielleicht doch. Dann sitzt der Makel schon in der Seele und rührt sich nicht mehr so leicht weg.

Es handelt sich um eine Verletzung, die wir alle durch ein bisschen mehr Sensibilität im Umgang mit unseren Nächsten leicht vermeiden können. Wann immer ich auf sie oder die Narben, die sie hinterlassen hat, stoße, frage ich mich, ob das wirklich sein musste.

Bei Menschen, die ihr Äußeres ablehnen,
begründet sich der wahre wunde Punkt
meiner Erfahrung nach oft in Respektlosigkeit
innerhalb von Beziehungen jeder Art.

Das Äußere eines anderen Menschen infrage zu stellen, steht niemandem zu. Handelt es sich um das Äußere eines nahestehenden Menschen, wirkt es doppelt und dreifach, besonders bei Frauen, die sich in ihrem gelernten und genetisch programmierten Verhalten stärker als Männer über ihr Äußeres definieren.

Die Kritik muss dabei nicht immer gleich rau sein. Selbst wenn ein Mann seinen Wunsch nach optischen Veränderungen seiner Partnerin noch so schonend vorbringt, kann sie ihn kaum anders als demütigend empfinden, und sie hat mein volles Verständnis dafür.

Zum Glück sind Fälle, bei denen Männer Frauen auf diese Weise wissentlich verletzen, auch wenn sie gerne zitiert werden, eher selten. Bin ich in meiner Klinik damit konfrontiert, weiß ich nie genau, was ich dazu sagen soll. Ich kann nur aussprechen, was die Frau mir gegenüber ohnedies fühlt, in der Hoffnung, dass sie daraus den richtigen Schluss zieht: Mit Liebe hat so ein Verhalten wenig zu tun. Viel häufiger sind aber die Fälle, bei denen Männer ihre Frauen (oder Frauen ihre Männer) ohne böse Absicht beeinflussen. Es sind dann Andeutungen wie »Schau mal, die hat ihren Busen machen lassen! Ist der nicht schön?«

Und natürlich muss die Kritik nicht immer nur vom Partner kommen. Jeder nahestehende Mensch kann in diesem Punkt gefährlich sein. Eine Patientin erzählte mir einmal, wie sie sich mit 16 für eine Party in besonders enge Jeans zwängte. Ihre Mutter kam vorbei, betrachtete sie und sagte so nebenbei: »Deine Beine sind so dick. Willst du sie nicht lieber verhüllen?« Sie hat diesen Satz nie wieder vergessen.

Interessant ist dabei, dass nicht nur Tadel, sondern auch Lob verletzend sein kann. Studien an Patienten mit dysmorphen Körperbildstörungen belegen das. Es hat sich dabei herausgestellt, dass Menschen, die alles an sich hässlich finden, als Kinder oft auf ihr Äußeres reduziert wurden.

Du bist so schön, meine Prinzessin,
du bist die Hübscheste von allen.

Solche vielleicht gut gemeinten Sätze können viel Leid verursachen. Denn diese Menschen haben später, wenn sie diesem Bild nicht mehr entsprechen, oft die größten Probleme mit ihrem Äußeren. Die Folge können dann nicht nur Körperbildstörungen, sondern etwa auch Essstörungen sein. Besser sind deshalb Sätze wie dieser.

Super gemacht, mein Schatz,
das hast du ganz toll hingekriegt.

Jede Reduktion eines Menschen, zumal eines Kindes, auf sein Äußeres ist gefährlich, selbst, wenn sie als Kompliment gemeint ist.

Sogar ich selbst ertappe mich dabei, dass ich meine Kinder immer wieder für ihr Aussehen lobe.

Ihr seid die Hübschesten.

Dann klopfe ich mir geistig selbst auf die Finger, obwohl sie natürlich wirklich die Hübschesten von allen sind.

Stumme Kritik

Auch mangelnde körperliche Zuwendung können wir als Kritik empfinden. Das kann einschlafende Sexualität in der Beziehung sein, oder auch ein genereller Mangel an Aufmerksamkeit. Bis ein Partner den anderen gar nicht mehr richtig registriert oder ihm zumindest dieses Gefühl vermittelt.

Gefalle ich ihm nicht mehr? Gefalle ich ihr nicht mehr?

Diese Fragen stellen wir uns dann. Phasenweise passiert das vermutlich jedem, der in einer Beziehung lebt. Denn es kann vorkommen, dass für einen gewissen Zeitraum kaum Zeit füreinander bleibt. Wenn zwei Menschen danach wieder aufeinander zugehen, einander näherkommen und sich im besten Fall neu ineinander verlieben, ist alles gut. Wenn nicht, schleicht sich die Ignoranz ins Getriebe der Liebe. Damit kommt eine negative Selbstwert-Spirale in Gang, in der wir für uns irgendwann nur noch aus grauen Haaren, Falten im Gesicht, schlaffem

Gewebe oder Asymmetrie bestehen. Eine Frau findet dann ihren linken Busen kleiner als den rechten, oder beide schlabbrig. Leichte Falten über den Lippen vertiefen sich zu Furchen, und die Krähenfüße um die Augen krallen sich das ganze Gesicht.

Hässliche Gedanken

Marina wartete auf meine Antwort. Wo würde ich bei ihr anfangen? Ich wollte Zeit gewinnen und schlug einen leichten Plauderton an. So kamen wir auf eine gemeinsame Bekannte zu sprechen, Kommunikationschefin einer Regionalbank und eine Kundin von ihr, die manchmal für Botoxbehandlungen in meiner Klinik vorbeischaute und überdies mit meiner Frau befreundet war.

»Kommen wir zurück zu Ihnen«, sagte ich, als die Atmosphäre entspannt war. »Was ist eigentlich los? Was hat Ihren Wunsch geweckt, etwas zu verändern?«

Es war Winter, und sie nahm erst jetzt ihre lustige bunte Haube ab. Sorgsam legte sie sie auf den Stuhl neben sich, schüttelte ihre blonde Mähne und blitzte mich mit ihren grünen Augen an.

»Das machen doch alle jetzt«, sagte sie. »Schön genug kann eine Frau nie sein, gut für mein Geschäft ist es auch, und ich bin jetzt nun einmal nicht mehr zwanzig.«

Sie lachte.

Ich blieb ernst. Schließlich war das Thema wirklich heikel. Emotionale Abhängigkeit ist keine harmlose Sache für eine gestandene Frau.

Emotionale Abhängigkeit von einem gefühlsarmen Mann kann ein wunder Punkt sein, der das ganze Leben überschattet.

Vielleicht war ihr das klar. Vielleicht benützte sie ihre flapsigen Bemerkungen als Schutzschild. Doch oft sind Frauen wie Marina diese simplen psychologischen Zusammenhänge nicht richtig bewusst, jedenfalls nicht, wenn es um sie selbst geht. In ihrer Hektik mit Beruf, Kind, Beziehung und mangelnder Muße für Reflexion übersehen sie das. Im schlimmsten Fall kommen manche der versierten Problemlöserinnen zu dem halbgaren und vor allem traurigen Schluss, dass sie ihren Männern eine Veränderung ihres Äußeren quasi schuldig wären. Weil die Männer nur dann mit ihnen glücklich wären.

»Wie läuft es mit Ihrem Mann?«, fragte ich Marina.

Die Basis des Respektes und des Mitfühlens, die ich mit meinen Patienten habe, erlaubt es mir auch, solche Dinge in den richtigen Momenten unumwunden anzusprechen. Meistens sind die Frauen sogar dankbar dafür. Sie wissen, dass wir Ärzte der Schweigepflicht unterliegen, und sind manchmal ganz froh darüber, offen reden zu können. Bei Marina war es jedenfalls die richtige Strategie.

Es stellte sich heraus, dass ihr Mann, der im Controlling eines international agierenden Chemieunternehmens arbeitete und zehn Jahre älter als sie war, in sexuellen Dingen nie besonders aktiv gewesen war.

»Schon am Anfang unserer Beziehung habe eher ich die Initiative übernommen«, erzählte sie mir.

Dann kamen die Kinder und mit ihnen die üblichen Komplikationen. Die Nächte waren lang, die Müdigkeit wurde größer, der Sex spärlicher. Auf einem niedrigeren Niveau spielte er sich dann in der bereits vertrauten Rollenverteilung wieder ein. Bis Marina auffiel, dass ihre Initiative immer öfter ins Leere ging.

»Wenn ein Mann nicht mehr aktiv wird, ist das das eine«, sagte sie. »Wenn du als Frau ohnedies meistens den ersten Schritt machen musst und dann auch noch feststellst, dass er immer öfter und mit immer schlechteren Strategien ausweicht, ist das noch einmal etwas anderes.«

Sie lachte ein So-ist-das-Leben-Lachen, das vermuten ließ, dass sie die Opferrolle für sich eigentlich nicht vorgesehen hatte. Das beruhigte mich. Trotzdem blieb ich ernst und sagte ihr, was ich Frauen in ihrer Situation meistens sage.

Es ist verständlich, wenn die Gleichgültigkeit des Partners am Selbstwertgefühl nagt und wenn er oder sie glaubt, dass es an Nase, Busen, Bauch oder Po liegt. Nur ist das praktisch immer falsch.

»Wenn Ihr Mann nicht mehr will, kann das viele Gründe haben«, sagte ich. »Es kann an seinem beruflichen Stress gepaart mit seinem fortschreitenden Alter liegen. Oder an einem Libido-Problem, das er mit seinem Urologen oder einem Hormon-Spezialisten besprechen sollte. Es kann aber auch sein, dass er eine andere hat. Was immer es ist, es wird sich nicht dadurch ändern, dass Sie sich operieren lassen.«

Sie zog die Brauen hoch. »Er und eine andere Frau? Das kann ich mir nicht vorstellen, so wie er sich bei mir von Anfang an angestellt hat. Er ist nicht so ein Typ.«

Ich sagte nichts dazu. Erstens steht mir das in meiner Rolle dann doch nicht zu und geht mich auch nichts an. Zweitens stelle ich keine Mutmaßungen an und versuche, nicht Partei zu ergreifen. Ich konzentriere mich bei solchen Gelegenheiten darauf, Erfahrungen wiederzugeben und Möglichkeiten aufzuzeigen.

»Ich weiß nicht, ob Sie mit Ihrem Mann Ihre bisherige Form der sexuellen Spannung wieder aufbauen können«, sagte ich. »Aber wenn Sie es versuchen wollen, glauben Sie mir: Ihr Äußeres in Zweifel zu ziehen, bringt Sie dabei nicht weiter. Denn daran liegt es eben nicht, da können Sie sicher sein.«

Sie sah nachdenklich zu Boden.

»Sie sind nicht die einzige Frau, der es so geht, und ich kann Sie gut verstehen. Aber wenn sie in diesem Kreislauf des Selbstzweifels einmal gefangen sind, wird es nur schlimmer, und Sie verlieren den Blick für die eigentlich zugrundeliegenden Probleme ganz.«

»Ich habe früher immer zu denen gehört, die Schönheitsoperationen abgelehnt haben«, sagte sie. »Ich konnte mir so etwas eigentlich nie vorstellen. Vielleicht bin ich da wirklich in etwas hineingeraten.«

Ich schwieg, weil ich sah, dass ihr gerade noch etwas einfiel.

»Es gab tatsächlich vor einigen Wochen so eine Situation«, sagte sie nachdenklich. »Er bekam spät am Abend eine Nachricht auf seinem Handy. Ich wollte es ihm bringen, aber er schien es ziemlich eilig zu haben, es vor mir zu erwischen.«

Ich hatte den leisen Eindruck, dass sie diese Beobachtung nachträglich sogar aufregend fand. Wahrscheinlich war es einer Frau wie ihr lieber, detektivische Ermittlungen mit offenem Ergebnis anstellen zu können, als so lange über sich selbst nachzugrübeln, bis sie sich freiwillig und völlig sinnlos auf einen Operationstisch legte und dafür auch noch viel Geld ausgab.

Wie die Sache ausging, weiß ich nicht. Zwei Jahre später bekam ich zufällig mit, dass sie nach wie vor mit ihrem Mann zusammen war. Etwa in der Zeit schaute ich auf ihrer Facebook-Seite vorbei und sah mir ein Video an, das sie gepostet hatte. Sie promotete irgendeine Küchenmaschine, und sie machte ihre Sache gut. Sie trug eine lustige Haube, die offenbar so etwas wie ihr Markenzeichen war, im Hintergrund tobten ihre Kinder und ihre grünen Augen funkelten. Operieren hatte sie sich eindeutig nicht lassen.

Der Fluch der Selfies

Seit einigen Jahren ist der Einfluss der anderen auf unsere Selbstwahrnehmung um einen unheilvollen Aspekt reicher. Es geht um einen Trend, der vor allem, aber längst nicht mehr nur, Jugendliche der Millennium-Generation betrifft und einen neuen und besonders problematischen Maßstab an unser Äußeres anlegt. Ich meine den Selfie-Trend.

Studien haben ergeben, dass der Selfie-Trend die Umsätze der Kosmetikindustrie steigert. Denn die wenigsten Frauen und auch immer weniger Männer bringen Selfies in Umlauf, auf denen sie ohne Schminke zu sehen sind. So schnell geht das jetzt nicht mehr mit den Instantfotos. Handy vors Gesicht und auf den Auslöser drücken, das war einmal. Schminken, Handy vors Gesicht und abdrücken, so setzen sich heute viele ins beste Licht. »Selfies sind elektronische Masturbation«, sagte der Modedesigner Karl Lagerfeld.

24 Milliarden Selfies wurden schon 2015 laut Google hochgeladen, und es sind seither mehr geworden. Vor allem gibt dabei zu denken, was dieser Boom für die Selbstwahrnehmung von Milliarden von Menschen bedeutet. Denn 24 Milliarden Selfies sind 24 Milliarden Möglichkeiten, uns mit anderen zu vergleichen. Was latent vorhandene Verunsicherung mit dem eigenen Äußeren schüren kann wie Wind das Feuer. Wir sehen ein Selfie von jemandem und denken:

Wow, sieht gut aus.

Der nächste Gedanke ist:

Und wie sehe ich aus?

Der Selfie-Trend fokussiert alle, die dabei mitmachen, auf fatale Weise auf sich selbst. Denn unser natürliches Aussehen muss dabei mit dem virtuellen Aussehen anderer konkurrieren.

An Studien, die den Selfie-Trend als Grund für Unzufriedenheit mit dem eigenen Äußeren identifizieren, mangelt es nicht. Dieser Effekt des Booms liegt vor allem daran, dass unser eigenes, natürliches Äußeres mit dem virtuellen anderer konkurriert. Denn die Selfie-Poster schminken sich nicht nur möglichst perfekt. Sie bessern auch durch bestimmte Accessoires nach und nutzen spezielle Filter sowie diverse Bildbearbeitungsprogramme.

Unbewusst internalisieren wir dieses Schönheitsideal aus der Retorte dennoch. Insbesondere Mädchen tun das. Aus Studien über plastische Chirurgie bei Teenagern wissen wir, dass sie ihr Gewicht und ihre Figur wegen der vielen Selfies, mit denen sie sich vergleichen, falsch einschätzen. Sie halten sich für zu schwer und zu unförmig, auch wenn das definitiv falsch ist. Noch dramatischer sind die Fehleinschätzungen der Proportionen des Gesichtes, das auf Selfies ja meist im Vordergrund steht.

25.000 Versuche, für schön befunden zu werden

Laut aktuellen Hochrechnungen macht jeder junge Mensch der Selfie-Generation im Leben 25.000 Fotos von sich selbst. Mit jedem davon holt er sich Rückmeldungen über sein Aussehen und damit Selbstwertgefühl aus dem Netz, oder er versucht es zumindest. In Wirklichkeit frustriert diese Form von Kommunikation, die uns auf Bilder reduziert und ohne Aura, Geruch, Schwingungen oder Energieaustausch auskommt.

Schon weil den Maßstab, an dem wir uns messen, nie der Durchschnitt der Selfie-Poster bildet, sondern jene, die als besonders schön herausstechen. Also jene, die den höchsten Aufwand betreiben. Auf die eine oder andere Weise machen wir alle dabei mit.

Den höchsten Aufwand betreiben der Narzisst und der Histrioniker, zwei Menschentypen, auf die ich später noch eingehen werde. Sie haben einen besonders starken Drang, sich öffentlich zu präsentieren und zu gefallen.

Das heißt, die Schönheitsideale des Augenblicks leiden unter Persönlichkeitsstörungen, die zwar langsam sozial anerkannt, aber doch zum Teil pathologisch sind.

Der Selfie-Trend sorgt dafür, dass wir unser Äußeres mit dem von Menschen vergleichen, von denen besonders viele an pathologischen Persönlichkeitsstörungen leiden.

Vielleicht haben wir das im Prinzip schon immer so gemacht. Schließlich brachten solche Menschen auch immer die Voraussetzungen mit, um sich in der Schönheitsindustrie durchzusetzen und damit über unsere Schönheitsideale mitzubestimmen. Doch nun haben sie ganz neue Verbreitungsmöglichkeiten, weshalb sie die Selbstwahrnehmung und die Zufriedenheit von Milliarden von Menschen mit ihrem Äußeren bedrohen.

Besonders bedenklich ist dieser Trend wegen des absurdesten seiner vielen absurden Aspekte. Die Normierung unserer Schönheitsideale erfolgt erstmals über verzerrte Bilder. Denn weil unsere Arme nicht lang genug sind, fotografieren wir uns meistens mit dem Weitwinkel.

Die Kamera befindet sich unmittelbar vor dem Gesicht und zeigt es damit aus einer bisher nicht in diesem Ausmaß vertrauten Perspektive und in bisher nicht vertrauten Verzerrungen.

Vor allem Nase, Lippen und Kinn, aber auch Augen, Augenbrauen und Wangenknochen stellen sich auf Selfies ganz anders dar, als auf den bisher von der Schönheitsindustrie gelieferten oder von uns selbst aufgenommenen Fotos. Die Anfragen für Eingriffe an Nase, Lippen und Kinn sind mittlerweile die häufigsten. Selfies triggern diesen Wunsch. Selbst Jugendliche laufen teilweise mit durch Botox grotesk veränderten Lippen herum.

Diese Gesichter funktionieren dann vielleicht noch auf Selfies, im echten Leben aber nicht mehr so richtig. Wobei ich nicht ganz ausschließen würde, dass sich wie durch einen Weitwinkel verzerrte Gesichter als Schönheitsideal durchsetzen. Die Wurstlippe als neue Krawatte sozusagen. Als Signal dafür, dass man dazugehört und bereit ist, sich der ästhetischen Normierung durch das Kollektiv unterzuordnen.

Das Internet ist so dabei, in Sachen (stiller) Manipulation die größte Macht unter allen Einflüsterern zu entwickeln.

Die Abgründe der Selbstwahrnehmung

Wohin Konflikte mit unserem Äußeren führen können und an welchem Punkt wir handeln sollten.

Immer mehr Menschen sind mit ihrem Äußeren unzufrieden. In den USA zum Beispiel ist das laut einer Studie bei 56 Prozent der Frauen und 43 Prozent der Männer der Fall. Die Unzufriedenheit mit dem eigenen Körper hat demnach in den vergangenen fünfzig Jahren insgesamt zugenommen.

Die meisten Menschen bemängeln ihre Figur und ihr Gewicht, also Probleme, die sie auch mit Anstrengung, Disziplin, Schweiß und Mühe in Ordnung bringen könnten. Die einen schießen dabei komplett über das Ziel hinaus und hungern bis zum Umfallen. Was durchaus wörtlich gemeint ist. Der dritthäufigste Grund für U-Bahn-Verspätungen in New York sind Fahrgäste, die aufgrund von Schlankheitskuren und Diäten Kreislaufprobleme bekommen und ohnmächtig werden. Die anderen lassen sich von ihrem Frust über ihr Aussehen in eine Negativ-Spirale treiben, die das Problem dann noch verschlimmert.

Doch wodurch entsteht Unzufriedenheit mit unserem Äußeren? Die üblichen Verdächtigen habe ich schon genannt.

1 Die Schnelllebigkeit, die uns zur Oberflächlichkeit und damit zu einer stärkeren Auseinandersetzung mit unserem Äußeren als je zuvor zwingt.

2 Krisen im Job oder im Privatleben, die zwar vorübergehen, sich aber nicht so anfühlen, wenn wir gerade mittendrin stecken.

3 Verwerfungen, Beziehungsprobleme und ungünstige Erfahrungen in unserer Ursprungsfamilie, vor allem in Bezug auf Vater oder Mutter.

4 Das Gefühl, vom eigenen Partner oder der eigenen Partnerin nicht mehr wahrgenommen zu werden.

5 Leichtfertige Bemerkungen über unser Äußeres von den eigenen Partnern oder aus unserer nächsten Umgebung, die wir bewusst oder unbewusst als verletzend empfinden.

6 Persönlichkeitsstörungen wie Narzissmus, aber dazu wie gesagt später mehr.

7 Das Schönheitsdiktat, das die Medien und das Internet verbreiten, und an dem wir uns in einer oberflächlichen Welt immer stärker

messen, besonders dann, wenn wir ohnedies gerade unglücklich sind.

8 Millionen von Selfies, die ein schöneres Bild von anderen abgeben, als eigentlich der Wahrheit entspricht.

9 Veränderungen wie die ersten natürlichen Zeichen des Alters, die wir nicht so leicht akzeptieren wollen oder können. Auch Unfälle oder Erfreuliches wie eine Schwangerschaft können solche Veränderungen mit sich bringen.

Jede Art von Unzufriedenheit mit unserem Äußeren kann unsere Welt ins Wanken bringen. Doch es gibt Abstufungen. Ein Körperideal, das zeitweilig nicht ganz mit unserer Körperrealität zusammenpasst, ist ganz normal. Wir kompensieren so etwas gewöhnlich durch Kleidung, Bewegung oder Sprache.

So eine Unzufriedenheit kann situations- und charakterbedingt auch ungünstige Entwicklungen auslösen. So kann, wer sich zu dick oder zu hässlich findet, Scham oder Verzweiflung entwickeln. Daraus können bestimmte Verhaltensmuster entstehen. Eines davon ist das Vermeidungsverhalten. Es hat zur Folge, dass sich Betroffene aus der Gesellschaft zurückziehen. Wodurch weitere Steinchen auf der körperlichen, psychischen und mentalen Ebene ins Rollen kommen können.

So können sich auch ernsthafte Körperbildstörungen und damit Essstörungen, Depressionen, Geschlechtsidentitätsstörungen und sogar Schizophrenie entwickeln. Die schlimmste Form einer Körperbildstörung ist die Dysmorphophobie, bei der Betroffene ihr eigenes Äußeres, wie gesagt, quasi zu einhundert Prozent ablehnen.

Diese Krankheit dominiert dann den gesamten Alltag. Der kleinste (vermeintliche) äußerliche Makel beeinflusst Denken, Fühlen und Handeln. Mit dem Aussehen selbst hat das wenig zu tun, wie die Schauspielerin Uma Thurman und der Popstar Shakira zeigen, die sich als dysmorph geoutet haben. Kein anderer Mensch außer sie selbst würde an ihnen einen Makel finden.

Für mich als Schönheitschirurgen sind Patienten mit einem derartigen psychischen Hintergrund manchmal schwer zu durchschauen. Immerhin wissen sie: Wenn sie sich zu erkennen geben, indem sie endlos aufzuzählen, was ihnen an ihnen missfällt, werde ich hellhörig und schicke sie weg. Denn dysmorphe Patienten zu operieren liegt in jedem Fall jenseits der ethischen Grenzen meines Berufsstandes.

Meist überspielen sie, als oft hochintelligente Persönlichkeiten, die Dinge deshalb. Es braucht schon einige Erfahrung und ein Verständnis des hinter dem Phänomen liegenden Mechanismus, um diese Patienten zu identifizieren.

In der Schönheitschirurgie läuft eine ständige Diskussion, wie hoch der Anteil der Patienten mit dysmorphen Zügen ist. Kolportiert werden dreißig Prozent, die Vermutungen auf Basis des täglichen Arbeitsalltags liegen bei einem Drittel. Zumindest bei Nasenpatienten dürfte der Anteil so hoch sein. Da diese Menschen auch zu Aggressionen neigen, gehören sie zu den gefürchteten Patienten der Schönheitschirurgen, mit denen es auch am häufigsten zu Prozessen kommt.

Was aus ihrer Sicht sogar verständlich ist. Immerhin machen sie den eingebildeten Makel auch dafür verantwortlich, dass sie im Leben nicht weiterkommen und keine Beziehung finden, also für alles. Als typische Beispiele gelten übrigens Bodybuilder, die sich trotz enormer Muskelmasse noch immer als kümmerlich wahrnehmen.

Ein paar heikle Fragen

Sollten Sie den Verdacht hegen, an einer ernsthaften Körperbildstörung zu leiden, beantworten Sie bitte die folgenden 13 Fragen.

1 Schätze ich meine objektiven, anatomischen Körpermaße? Finde ich mich zu groß, zu klein, zu dick oder zu dünn, obwohl ich es, gemessen an den üblichen und angemessenen Durchschnittswerten, eigentlich nicht bin?

2 Habe ich stark negative Gedanken über meine körperliche Erscheinung?

3 Finde ich mich nur attraktiv, wenn ich besonders schlank bin?

4 Leide ich täglich unter solchen negativen Gedanken?

5 Leide ich täglich unter meinem Aussehen?

6 Habe ich Angst davor, mich ausziehen zu müssen?

7 Vermeide ich deshalb bestimme Situationen?

8 Halte ich meine negative Einstellung zu mir selbst gegen anderslautende Hinweise aus meiner Umgebung oder von ärztlicher oder psychologischer Seite mit allen Mitteln aufrecht?

9 Dienen mir entsprechend interpretierbare Bemerkungen von Freunden als Beweis dafür, dass ich mit meinem negativen Körperbild richtigliege?

10 Fühle ich mich durch Medien bestätigt?

11 Handle ich nach dem Prinzip der sich selbst erfüllenden Prophezeiung? Setze ich also

immer wieder Aktionen, um mir selbst zu beweisen, dass es genau so ist, wie ich befürchtet habe?

12 Entwickle ich ungünstige Bewältigungsstrategien?

13 Trage ich nur noch weite Kleidung, um mich darin zu verstecken?

Haben Sie die eine oder andere Frage mit »Ja« beantwortet, ist das noch kein Hinweis auf ein ernsthaftes Problem. Nur wenn über eine längere Phase hinweg alle Punkte für Sie zutreffen, sollten Sie handeln und dabei natürlich keinesfalls einen Schönheitschirurgen, sondern einen Psychologen oder einen Psychotherapeuten aufsuchen.

Die Anfänge in der Kindheit

Sollte Ihre Unzufriedenheit nicht so krass, aber dennoch hartnäckig oder wiederkehrend sein, gilt dieselbe Empfehlung. Seien Sie bei einem Gespräch mit einem Psychologen oder einem Therapeuten, so Sie es suchen, dann bitte darauf vorbereitet, dass Sie dieser Prozess in Ihre Kindheit zurückführen könnte.

Weltweit lassen sich der Internationalen Gesellschaft für plastische Chirurgie zufolge 25 Millionen Menschen pro Jahr von einem Schönheitschirurgen operieren. Ein großer Teil dieser Eingriffe ist auf zu wenig Liebe in der Kindheit zurückzuführen.

Wer in der Kindheit zu wenig Liebe abbekommt, tut sich zeitlebens schwer, diese Lücke zu füllen und hat eine verstärkte Tendenz, im Spiegel etwas an sich falsch zu finden. Ich spreche hier nicht unbedingt von Kindern, die durch rohe Gewalt oder sexuellen Missbrauch schwer traumatisiert sind. Ich spreche einfach von schlechten Erfahrungen, wie sie in manchen Familien als ganz normal galten, bevor sich die Gesellschaft verstärkt mit ihren Folgen beschäftigte und die Dinge allmählich anders sah.

Ich spreche zum Beispiel von Menschen wie Barbara Walter, einer Geigerin, die in dem speziellen Fach, in dem sie arbeitet, gut gebucht ist. Sie gilt als Künstlerin durch und durch, weil sie weder Mann noch Kinder hat und ihr Leben ganz ihrem Instrument und ihren Auftritten widmet. Dabei ist es genau umgekehrt. Sie verzichtet nicht der Musik wegen auf ein Privatleben, sondern engagiert sich fast rund um die Uhr für die Musik, weil sie das mit dem Privatleben nicht hinbekommt.

Ich kenne sie nicht als Patientin, sondern privat. Wir sprachen schon hin und wieder über eine Operation, von der ich ihr aber jedes Mal abriet. Denn Barbara ist eine schöne Frau und dabei kein Einheitstyp, sondern eine, die man sich merkt. Mit ihren mandelförmigen Augen, ihren betonten Wangenknochen, den ebenmäßigen Zügen und beinahe schon kunstvoll geschwungenen Lippen hätte sie früher als Model arbeiten können.

Was sie im Übrigen genauso sieht. »Früher«, sagt sie oft zu mir, »war ich wunderschön.«

Sie sagt das jeweils mit einem leisen Bedauern. Ich denke dann immer, dass sie eigentlich etwas ganz anderes zu bedauern hätte. Sie sollte bedauern, dass sie sich damals, als sie jung war, ebenso wenig schön finden konnte wie heute. Es gelingt ihr immer nur nachträglich.

Gewalt schließt die Augen für Schönheit

Ihr Vater hatte die Angewohnheit, ihren Bruder und sie mit dem Gürtel zu schlagen, weil er es in seiner eigenen Kindheit so gelernt hatte. Er ließ den Riemen meist auf den nackten Rücken seiner Kinder knallen. Ihr Bruder, ein Aussteiger, der eine Bio-Landwirtschaft betreibt, kam offenbar leichter darüber hinweg. Das sensible, musische Geschöpf Barbara lernte durch diese grausame Form von Ablehnung vor allem, sich selbst abzulehnen.

Ich halte die Dunkelziffer von Menschen, die sich selbst nicht schön finden können, für sehr hoch, und den Anteil derer, die Erfahrungen wie Barbara gemacht haben, für signifikant. Bei ihnen ist völlig klar, dass ihnen nur eine gute Psychotherapie helfen kann. Wenn sie einigermaßen reflektiert sind, wissen sie das auch. Womit nicht gesagt ist, dass manche es nicht trotzdem lieber mit Schönheitschirurgie versuchen.

Doch es muss nicht gleich Gewalt sein, was zu so einer Form von Selbstablehnung führt. Es genügt, wenn Eltern nicht ausreichend verfügbar sind, oder, wenn ein Kind einem Elternteil gleichgültig ist. In einer Gesellschaft, die sich dem Schein statt dem Sein, der beruflichen Selbstverwirklichung und dem Konsumismus statt dem Miteinander verschrieben hat, kommt beides oft vor.

Die Seele der Opfer deformiert sich, das ist das Ungerechteste an der Sache. Die Zweifel dieser Menschen an sich selbst und an ihrem Äußeren ist so etwas wie eine gemeinsame Klammer, die doch nicht verbindet.

Die vier krassesten Typen

Es gibt Persönlichkeitstypen, die am meisten mit ihrem Äußeren hadern und entsprechend oft in den Wartezimmern von Schönheitschirurgen anzutreffen sind.

Typ eins. Menschen mit einer Tendenz zum Narzissmus

Früher hätte man Menschen mit dieser Tendenz vielleicht als »ein wenig egozentrisch« bezeichnet. Es gab sie als vereinzelte Charaktere. Heute ist diese Egozentrik als psychologisches Phänomen fast so verbreitet wie die Grippe als körperliches, und die Wissenschaft handelt es unter dem Begriff »Narzissmus« ab. Diagnostizierbare pathologische Narzissten machen ein Prozent der Bevölkerung aus, in den Wartezimmern von Schönheitschirurgen sind es Untersuchungen zufolge 25 Prozent.

Menschen mit narzisstischen Persönlichkeitsstörungen oder einer Tendenz dazu zeichnen sich durch einen Mangel an Empathie, Überschätzung der eigenen Fähigkeiten und einem gesteigerten Verlangen nach Anerkennung aus.

Tendenziell wollen solche Menschen mit narzisstischer Tendenz also andere beeindrucken und bewundert werden. Dies, ohne sich in andere einfühlen oder emotionale Wärme für sie empfinden zu können. Sie treten deshalb oft arrogant auf.

In erster Linie beobachte ich diese Tendenz bei Männern, die etwa 15 Prozent der Patienten der Schönheitschirurgie ausmachen. Vieles lässt mich aber vermuten, dass Frauen ihren Narzissmus, vielleicht aus sozialen Gründen, nur besser verbergen als Männer.

Ich habe regelmäßig Patienten mit narzisstischer Tendenz, und sie werden immer mehr. Sie ähneln einander erstaunlich in ihrem Zugang zur Welt und zu sich selbst. Wenn ich einen herausgreifen müsste, dann Paul Cambio. Das erste Mal war er wegen seiner Ohren bei mir, das zweite Mal wegen seiner Augen.

Paul Cambio, das gleich vorweg, wurde nicht mit diesem Namen geboren. Er hatte einen Vornamen, bei dem immer alle nachfragten, wie er sich schreibe. Jedenfalls passte sein ursprünglicher Name für ihn irgendwann nicht mehr zu dem Bild, das er von sich selbst vermitteln wollte. Genauso wenig wie seine Ohren und seine Augen.

Wenn ich mich mit Paul Cambio unterhielt, zeigte er immer an den richtigen Stellen das richtige, einstudierte Lächeln. Ein natürliches Lächeln, bei dem auch die Augen mitmachen, sah ich bei ihm nie. Er war mir deshalb ein bisschen unheimlich. Seine ganze Ausstrahlung war so dunkelgrau wie die meisten seiner Anzüge.

Dafür war alles an ihm perfekt. Vom Haarschnitt über die Rasur bis zur Krawatte, eben diesen Anzügen und den handgearbeiteten Schuhen. Der Mann wusste genau, was er wollte, wenn er zu mir kam. Er betrachtete die Schönheitschirurgie als Dienstleistungsgewerbe, das seine Wünsche zu verwirklichen hat. Er steckte dabei in einem derart engen Korsett seiner eigenen Vorstellungen, dass es fast unmöglich war, ihm klarzumachen, wo die Chirurgie nicht mitkann und dass Perfektion à la Reißbrett bei der medizinischen und in vieler Hinsicht kreativen, ja geradezu künstlerischen Tätigkeit eines Schönheitschirurgen gar nicht denkbar ist. Wann immer ich ihm das beizubringen versuchte, verschob er, wenn auch widerstrebend, seine Toleranzgrenzen. Zu keinem Zeitpunkt aber war er bereit, sich auf einen lebendigen, kreativen Prozess einzulassen.

Es gibt genügend Literatur über Narzissten, die Medien sind schon seit einigen Jahren voll mit Berichten über sie. Als Chirurg kann ich dem nichts außer meiner persönlichen Erfahrung hinzufügen. Menschen mit narzisstischen Tendenzen zeigen sich ausgesprochen unerbittlich, wenn es um die Beurteilung und wunschgemäße Korrektur ihres Aussehens geht.

Alles bestimmen und alles unter Kontrolle haben zu wollen geht bei Narzissten so weit, dass sie möglichst alles, was Natur, was Leben ist, verbannen. Es scheint, als wären Natur und Leben für sie nicht schön genug, um wahr sein zu dürfen.

Ich habe oft über solche Männer und Frauen nachgedacht. Ich vermeide es, ihnen Ratschläge zu geben, wie sie ihre Beziehung zu ihrem Äußeren anders als durchs Skalpell ändern könnten, weil das keinen Sinn hätte. Es stieße auf Ohren, die vielleicht perfekt korrigiert, aber taub für Alternativen sind.

Während ich solche Menschen aus nächster Nähe oft als unangenehm empfinde, tun sie mir aus der Distanz betrachtet eher leid. Ihre ständige Auseinandersetzung mit sich selbst führt unweigerlich zu diesem ungesunden Hang zur Selbstperfektionierung, mit dem sie nie erreichen können, was sie erreichen wollen. Die Herzen werden ihnen nie zufliegen. Sie werden in ihrer Ego-Blase immer allein bleiben. Viele von ihnen werden irgendwann einmal auch damit allein sein, dass sie sich einmal zu oft verschönern haben lassen. Dann tragen sie ihre Gesichter wie Mahnmale der Selbstablehnung vor sich her.

Wenn es ganz schlimm kommt, entwickeln sie eine Dysmorphophobie. Dann sind sie so über sich selbst verbittert, dass sie sogar zu Selbstverletzungen neigen. Zwanghaft und stundenlang grübeln sie dann über ihr Äußeres nach und sind außerstande, sich mit irgendetwas anderem zu befassen. Oft ritualisieren sie ihre

Handlungsweisen und können weder an einem Spiegel noch an einem Schaufenster vorbeigehen, ohne ihr Äußeres zu überprüfen. Sie vergleichen sich manisch mit anderen und haben keinerlei Krankheitseinsicht.

Meistens denken wir über Narzissmus und seine krassen Folgeerscheinungen nur dann nach, wenn er uns begegnet. Wenn jemand anderer Anzeichen dafür zeigt. Selten fragen wir uns: Habe auch ich narzisstische Tendenzen? Ich kann mir sehr gut vorstellen, dass Sie das ausschließen können. Aber sind Sie da ganz sicher?

Typ zwei. Menschen mit histrionischer Neigung

Eine Frau mit schlanker Gestalt und federndem Schritt betrat mein Besprechungszimmer, nahm sich schwungvoll einen Stuhl, stütze beide Ellbogen auf den Tisch, legte ihr Gesicht in die Handflächen und lächelte mich an. »Was können Sie für mich tun?«, fragte sie.

Keine gute Einstiegsfrage, hätte ich normalerweise vielleicht gedacht und mich ermahnt, die Rasanz ihres Auftritts nicht zu bewerten. Eine Frau kann schon einmal nervös sein, wenn es in ihrem Gespräch mit einem fremden Mann vermutlich gleich um so intime Dinge wie Busen, Bauch und Po gehen wird. In ihrem Fall dachte ich nur: Erstaunlich, wie gewandt sie sich in ihrem Alter noch bewegt und wie schlank sie ist. Die Frau, Maya, war knapp jenseits der Siebzig.

»Als zum ersten Mal ein Fünfer vor meinem Alter stand, dachte ich, das ist das Ende der Welt«, sagte sie.

»Und jetzt? Was bedeutet ein Siebener?« Ihre Stimme klang ein bisschen schrill, aber nicht ganz unangenehm.

»Sagen Sie es mir«, forderte ich sie auf.

»Chaos, über das man einfach nicht mehr nachdenkt. Oder ein bisschen vielleicht doch.« Sie sah mich durchdringend an. »Deshalb bin ich hier. Damit Sie ein bisschen Ordnung in dieses Chaos bringen.«

Ehe sie den Satz richtig zu Ende gesprochen hatte, schwang sie sich mit der ihr eigenen Behändigkeit auf und war schon bei dem freien Teil des Besprechungszimmers. Wie in einer einstudierten Choreografie flogen ihre Kleidungsstücke nacheinander auf eine Stuhllehne, bis sie nackt dastand, im nächsten Moment war sie auf dem Boden und richtete sich zu einer perfekten Kerze auf.

Maya hatte einen schönen Körper. Er war faltig, das schon, aber in seiner Leichtigkeit und Beweglichkeit bemerkenswert. Ich wusste von den Empfangsdamen, die mit ihr gesprochen hatten, dass sie früher Balletttänzerin gewesen war, danach Ballettlehrerin. Offenbar hatte es keine Zeit in ihrem Leben gegeben, in der sie wie so viele beschloss, mit Fitness jetzt altersbedingt einmal halblang zu machen.

Als es an der Tür klopfte, wurde mir die Absurdität der Situation bewusst. Ich, irgendwie alleingelassen mit meinen schütteren Unterlagen am Besprechungstisch, die betagte Frau splitternackt, den Kopf am Boden, die Zehenspitzen in der Luft, in einer Ecke des Raumes. Ehe ich eine Warnung rufen konnte, trat eine Schwester ein und erstarrte ihrerseits zu etwas Ähnlichem wie einer Kerze.

Bevor ich eine Silbe sagen konnte, ergriff meine Patientin in spe das Wort.

»Da schauen Sie, nicht wahr, Fräulein?«, sagte sie, ohne ihre Position auch nur im Geringsten zu verändern. »Nicht schlecht für eine Frau über Siebzig, denken Sie vielleicht, aber einmal ehrlich, würden Sie gerne so aussehen?«

Auch die arme Schwester fand keine Worte. Es schien, als hätte sie sozusagen Hals über Kopf vergessen, warum sie eigentlich gekommen war. Indessen landete die alte Dame mit einer eleganten Bewegung wieder auf ihren Beinen, wuchs, nackt wie sie war, unmittelbar vor der Schwester aus dem Boden und sah ihr direkt in die Augen. »Sie dürfen wieder gehen«, sagte sie. »Bevor Sie vor Scham auch noch graue Haare kriegen.«

Maya fällt mir ein, wenn ich an Menschen mit histrionischer Neigung denke. Diese Tendenz trifft auf 15 Prozent aller Personen zu, die sich einer kosmetischen Operation unterziehen und demnach Probleme mit ihrem Äußeren haben. Außerhalb von Ordinationen eines Schönheitschirurgen sind es ein bis zwei Prozent.

Histrioniker sind theatralische Persönlichkeiten, die nicht ruhig sitzen können. Sie gehen nicht, sie stolzieren, und wenn es sich nur um den Perron einer U-Bahn-Station handelt. Frauen wölben dann gerne ihren Busen vor, um ihn in jeder Situation richtig zur Geltung zu bringen.

Histrioniker streben nach Beachtung, legen überschwängliche Gefühle an den Tag und fallen durch übertriebene Inszenierungen auf.

Menschen mit diesen Tendenzen machen unaufhörlich großes Theater um sich und brauchen Publikum. Müsste man ihnen drei Eigenschaften zuschreiben, wären das am ehesten egozentrisch, manipulativ und extrovertiert.

Mich halten die Mayas in der Klinik schon beim obligaten Anzeichnen vor einer Operation auf Trab. Wenn es mir nicht gelänge, sie ruhig zu halten, während ich die Schnitte markiere, würde ich meinen Ruf aufs Spiel setzen. Würde ich der Zappelei nachgeben, säße der größere Busen vermutlich am Rücken. Ständig führen sie etwas vor, ununterbrochen sind sie in Bewegung, für jede Geste holen sie raumfüllend aus.

Die Schwester, die unversehens in das Besprechungszimmer geplatzt war, hatte vielleicht den Eindruck, dass die bejahrte Tänzerin ein besonders lustiger Mensch sei. Ich habe über die Jahre gelernt, dass das ein tragischer Irrtum ist. Menschen mit dieser Neigung sind immer nur dann lustig aufgelegt, wenn sie sich der Aufmerksamkeit der anderen sicher sein können. Für mich erscheint ihre Lustigkeit selbst dann manchmal schal und nie ansteckend.

Richtig schlimm wird es, wenn diese Personen merken, dass sich die allgemeine Aufmerksamkeit etwas anderem zuwendet. Dann können sie völlig auseinanderbrechen. Sie sind irritiert und können richtig unangenehm werden.

Auch bei diesem Menschentypus geht es ungewöhnlich stark um Außenwirkung. Seine eigene Aufmerksamkeit kreist ausschließlich um das eigene Aussehen, was auch bei ihnen nur zu Problemen führen kann. Denn je genauer wir etwas auf der Suche nach Fehlern betrachten, desto mehr Fehler finden wir.

Perfekt ist nichts, schon gar nicht die menschliche Physiognomie. Wenn das eigene Glück an dieser Perfektion hängt, dann ist das eine seelische Tragödie.

Ich erzähle Ihnen das nicht, damit Sie die Histrioniker in Ihrer Umgebung erkennen. Vielmehr gilt auch hier, dass wir uns viel zu wenig selbst hinterfragen. Denn wie auch narzisstische Tendenzen scheinen histrionische mit einem Mangel an Selbsterkenntnis einherzugehen.

Habe ich histrionische Tendenzen?

Ich kann mir auch hier sehr gut vorstellen, dass Sie die Frage für sich mit einem klaren »Nein« beantworten können.

Aber sind Sie ganz sicher?

Typ drei. Menschen mit Borderline-Tendenz

Ich nehme an, dass Sie dieses Buch lesen, weil Sie selbst gerade jetzt oder schon einmal in Ihrem Leben Probleme mit Ihrem Äußeren haben oder hatten. Deshalb möchte ich an dieser Stelle etwas noch einmal betonen. Das ist in den meisten Fällen völlig normal und sehr oft vorübergehend. Es hat seine Gründe, die Sie vielleicht bisher falsch oder ungenau eingeschätzt haben, aber Ihre Persönlichkeitsstruktur ist völlig intakt und gesund.

Selbst, wenn Sie leichte narzisstische oder histrionische Tendenzen haben, ist das kein Problem. Erstens spreche ich hier von Tendenzen, die ich anhand von Extrembeispielen umrissen habe, zweitens sind wir alle Mischpersönlichkeiten, in denen sich verschiedenste Aspekte vereinen, von denen wir einmal eher diese, ein andermal eher jene ausleben.

Doch ich weiß, nicht zuletzt von mir selbst, dass es immer von Vorteil ist, sich möglichst vieler dieser Tendenzen bewusst zu sein. Wir können uns besser einschätzen, besser mit uns umgehen, haben uns in schwierigen Situationen besser in der Hand und können Leidensdruck besser bewerten und leichter wieder loswerden.

Kommen wir damit zum dritten Haupttypus von Menschen, die mit ihrem Äußeren so unzufrieden sind, dass sie mich konsultieren. Menschen mit Borderline-Tendenz. Bei ihnen ist es besonders offensichtlich, dass Geschehnisse ihrer Kindheit ihren seelischen Zustand verursacht haben. Gewalt, Missbrauch oder beides, und das oft schon früh.

Ich entdecke die Borderline-Tendenz besonders oft bei den Kindfrauen jeden Alters. Es sind Menschen, bei denen ich das Gefühl habe, sie wissen nicht, wie sie ihre inneren Spannungen loswerden können, weshalb auch sie am Ende oft zu Selbstverletzungen neigen. Sie sind diejenigen, an deren Handgelenken ich Narben vom Ritzen entdecke. Gleichzeitig sind sie oft völlig unberechenbar.

Ich erinnere mich an einen Fall besonders gut, eine Kindfrau in typischer Ausprägung, sie hieß Rose. Sie hatte ihren Auftritt bei mir wahrscheinlich besser einstudiert als Maya je eine Ballett-Choreographie. Weich, hingebungsvoll, rollende Augen, herzlich. Ein Blick, den sie gerne senkte. Doch nach der Operation fiel sie aus ihrer Rolle und zeigte, welchen Spannungen sie ausgesetzt war, welche Wut in ihr tobte. Ihr Zorn bezog sich auf alles Mögliche, konzentrierte sich aber vor allem auf sie selbst.

Sie war noch gar nicht richtig aus der Narkose erwacht, so erzählten es mir die Schwestern, da sah sie an sich herunter, und es ballte sich offenbar etwas in ihr zusammen. Ohne die Dinge noch richtig einschätzen, sie überhaupt einmal näher betrachten zu können, war sie mit dem Ergebnis der Operation unzufrieden. Sie hatte sich den Busen vergrößern lassen, und anscheinend war er ihr noch nicht groß genug.

Denn Menschen mit diesen Tendenzen neigen nicht nur zu einer völlig falschen Selbstwahrnehmung. Sie entwickeln auch falsche Zielvorgaben und unrealistische Visionen davon, wie und was sie sein und werden können.

Menschen mit der Tendenz zu Borderline entwickeln unrealistische Visionen von sich selbst. Sie suchen den Vergleich mit den falschen Personen und folgen den falschen Vorbildern.

Welche Visionen auch immer die Kindfrau Rose von sich hatte, das, was sie beim Aufwachen nach der Operation wahrnahm, passte jedenfalls nicht dazu. Von ihrer noch vor der Operation so natürlich und überzeugend gespielten Rolle war in diesem Moment nichts mehr übrig. Die dunkle Seite in ihr zeigte sich mit voller Wucht.

Rücksichtslos gegenüber sich selbst riss sie die Infusionen aus ihren Adern wie andere Menschen Unkraut vom Wegesrand. Sie stürmte von der Aufwachstation in ihr Zimmer, holte den Autoschlüssel und rannte davon, bevor sie jemand aufhalten konnte.

Als sie zwei Wochen später wieder bei mir im Besprechungszimmer saß, war sie schon wieder ganz weich und das Senken des Blickes samt darauffolgendem Augenaufschlag funktionierte schon wieder perfekt. Sie erzählte mir, dass sie, als sie nach der Operation abgerauscht war, im Kaisermühlentunnel der Wiener Donauuferautobahn mit viel zu hoher Geschwindigkeit geblitzt worden war.

Rose ist für mich eine klassische Vertreterin des Borderline-Typs. Eine Einschätzung, die sie später noch mehrmals bestätigte. Sie changierte zwischen Kindfrau, Selbstzerstörung und Schönheitswahn und demonstrierte eindrucksvoll, was Menschen mit dieser Tendenz alles draufhaben.

Schönheitschirurgen ist es so gut wie unmöglich, es diesen Patienten recht zu machen. Sie sind, selbst wenn ihnen ein Operationsergebnis zunächst sogar gefällt, am Ende trotzdem nie zufrieden. Wie sollte das ein Mensch auch sein, der wegen seiner inneren Zerrissenheit immer auf der Suche nach dem nächsten »Kick« ist, nach der nächsten Möglichkeit, die eigene Verzweiflung an die Oberfläche zu bringen?

Vor allem müssen wir Chirurgen beim Typ Borderline-Tendenz besonders genau darauf achten, uns nicht für seinen Drang zur Selbstverletzung instrumentalisieren zu lassen. Denn seine Vertreter lassen sich dann zum Beispiel ihre Lippen wieder, wieder und wieder machen, bis sie, ohne es im Geringsten zu bemerken, geradezu grotesk verunstaltet sind. Alle, die ihnen dabei zusehen, werden den Eindruck nicht los, dass da jemand an einem riesengroßen Schild arbeitet, um es in jedem einzelnen Augenblick seines Lebens vor sich herzutragen. Darauf steht in großen Buchstaben:

Mit mir stimmt etwas nicht.

Patienten mit voll ausgeprägtem Borderline-Syndrom kommen auch zu mir in die Klinik nicht jeden Tag. Häufiger habe ich es mit Menschen zu tun, die sich noch entscheiden können, ob sie diese Tendenz ausleben wollen oder nicht. Denn auch solche Tendenzen müssen sich natürlich nicht zwangsläufig verschlimmern. Sie können kommen und gehen, womöglich können sie uns sogar in unserer Selbsterfahrung bereichern. Immer vorausgesetzt, dass wir sie erkennen und richtig damit umgehen.

In diesem Sinne können wir uns auch an dieser Stelle alle selbst fragen: Habe ich eine Tendenz zum Typ Borderline?

Ich kann mir besonders hier sehr gut vorstellen, dass Sie das ausschließen können. Aber sind Sie ganz sicher?

Typ vier. Menschen mit manisch-depressiver Tendenz

An einem Tag schön, am nächsten hässlich. Damit wäre eigentlich schon alles gesagt. Denn genau das gilt für den vielleicht schwierigsten Typ Mensch, der sich besonders häufig in Kliniken wie meiner einfindet, weil er mit seinem Äußeren nicht fertig wird. Besser gesagt: Weil er sein Äußeres einmal geradezu wundervoll findet, und ein anderes Mal richtig abstoßend.

Ich brauche über diesen Typus nicht viele Worte zu verlieren. Wahrscheinlich waren Sie selbst schon in Ihrer Umgebung mit Menschen konfrontiert, die damit zu kämpfen haben. Das Phänomen der Manisch-Depressiven, der Bipolaren ist jedenfalls breit abgehandelt. Wir wissen, dass diese Menschen, ohne es selbst erkennen zu können, von inneren Kräften zwischen überschäumendem Glück und tiefer Verzweiflung hin- und hergerissen werden. Zwischen liebevollster Empathie und brutaler Aggression.

Ich könnte Ihnen viele Geschichten über solche Patienten erzählen, genau wie jeder andere Schönheitschirurg. So etwa habe ich eine Patientin, die seit acht Jahren, damals war sie 24, immer wieder zu mir kommt. Obwohl mir die Problematik ihrer Persönlichkeit bewusst ist, hat sich eine relativ breite Gesprächsebene zwischen uns aufgebaut. Sie heißt Jona.

In ihren guten Zeiten träumt sie von einer Schauspielkarriere und ist überzeugt, dass sie besser wäre als alle anderen Schauspielerinnen. Sie ist sich sicher, dass sie mit links einen Fixplatz in Hollywood erobern könnte, wenn sie nur die richtigen Beziehungen hätte. In ihren schlechten Zeiten färbt sie ihre Haare so schrill, dass von ihr nichts anderes mehr wahrzunehmen ist als diese neue Haarfarbe. Dann will sie mit mir über die nächste Operation sprechen.

Solche Patienten zu behandeln ist eine Gratwanderung zwischen ihren inneren Welten. Sind sie gerade in der guten Phase, werden sie mit dem Ergebnis bestens zufrieden sein und den Arzt hochleben lassen. Sind sie in der schlechten Phase, werden sie enorm viel Energie und nicht weniger Geld investieren, um sich an ihrem Chirurgen mit Anwälten und Behörden für seine vermeintlichen Fehlleistungen zu rächen.

Ich möchte erwähnen, dass Menschen, die auch nur eine Tendenz zu bipolaren Störungen haben, phasenweise zu atemberaubenden Leistungen imstande sind. Viele der größten Werke aus Malerei, Musik, Literatur oder Architektur beweisen das.

Und (leider) nein: Bloß weil Sie Stimmungsschwankungen haben, heißt das noch nicht, dass Sie eine bipolare Störung haben (und auch Zeitloses in der Kunst leisten können). Aber auch hierfür können Sie eine Tendenz haben und sich die entsprechende Frage stellen. Im Hinblick auf die großen künstlerischen Werke tut es Ihnen ja vielleicht sogar leid, dass Sie das wahrscheinlich ausschließen können.

Aber man weiß ja nie.

Bist du verrückt geworden?

Was ich guten Freunden und Verwandten sagen würde, die eine Schönheitsoperation erwägen. Und warum.

Eine Weile lebte ich mit meiner Frau in einem kleinen Haus im Wald, hoch über der Donau, jenseits des Stadtrandes von Wien. Der Garten dieses Hauses ist eine Art Lichtung, mit Blick über die Stadt. Ich habe die Zeit dort als eine der schönsten meines Lebens in Erinnerung. Deshalb behielt ich das Haus auch, als wir, vor allem wegen der Kinder, umzogen.

Unser neues Haus ist das letzte des besiedelten Gebietes, an dem ich auf meinem Weg in die Stadt und von der Stadt zurück zu unserem Waldhaus jeweils vorbeikam. Es fiel mir jedes Mal auf, besonders, als es dann lange leer stand. Schließlich erkundigte ich mich, zu welchen Bedingungen es zu haben wäre.

Ganz einfach war das nicht, aber schließlich bekamen wir es. Wir mussten viel umbauen und herrichten. Heute fühlen wir uns sehr wohl hier, aber ich gehe immer noch gerne das Stück zu Fuß hinauf zu unserer früheren Bleibe. Ein kleiner Spaziergang, bei dem ich oben auch gleich nach dem Rechten sehen kann.

Vor Kurzem waren ein paar unserer engsten Freunde zum Brunch bei uns. Es war einer der Tage, die daran erinnern, worum es im Leben wirklich geht. Um Freundschaft, um die Gemeinsamkeit mit anderen, die Verbindung mit ihnen, speziell, wenn sie schon über Jahre gewachsen ist. Es geht darum, Vertrauen zu haben und vertraut zu sein.

Als wir alle zu viel gegessen hatten, machten wir wieder einmal diesen Spaziergang hinauf zu unserem jetzt nur noch wenig benutzten Waldhaus. Obwohl es unsere guten Freunde ohnedies alle schon wissen, erzähle ich dabei immer gerne, wie schön ich unsere Zeit da oben fand. Wie gut ich die Einfachheit und Bescheidenheit dieses Lebens in seiner Abgeschiedenheit in Erinnerung habe.

Auf dem Weg hinauf bildeten sich kleine Gruppen. Schließlich ging ich mit Theresa, einer der besten Freundinnen meiner Familie, hinter den anderen her. Es war eine der Situationen, in denen die Gespräche nach der herzerfrischenden Leichtigkeit der Unterhaltung, wenn alle gemeinsam an einem Tisch sitzen, mehr Tiefgang entwickeln.

Wir redeten darüber, wie lange wir uns nun schon kannten, wie schnell die Zeit vergangen war, und wie viel schneller sie noch vergehen würde, weshalb wir jeden Tag nützen sollten. Genau wie diesen, an dem wir gerade in die Novembersonne blinzelten, die durch das am Rand des Waldes noch schüttere Gezweig fiel, während wir uns über unsere Freundschaft unterhielten.

»Ihr Männer tut euch leichter damit, jenseits der Fünfzig noch jeden Tag zu genießen«, sagte Theresa. »Ihr könnt sogar noch Familien gründen und Kinder zeugen, wie du es ja gemacht hast. Es klingt vielleicht grausam, aber manchmal habe ich das Gefühl, dass der gesellschaftliche Wert eines Mannes jenseits der Fünfzig viel höher ist als der einer Frau im gleichen Alter.«

Ich hielt dagegen, dass meinen Beobachtungen zufolge die Lebensqualität älterer Frauen bei weitem höher war als die von älteren Männern. Insbesondere wenn sie allein lebten. Meistens seien meinen Erfahrungen nach ältere Frauen auch sozial besser eingebettet als ältere Männer und oft auch gesünder. Außerdem wüssten sie oft mehr mit ihrer Zeit anzufangen und könnten sich eher über die einfachen Dinge im Leben freuen.

Dann erzählte ich ihr von Frauen, die im vorgerückten Alter noch große Lieben gefunden hatten. Ich sprach davon, dass dabei die Männer oft spürbar jünger waren, so etwas käme immer häufiger vor. Das sei zumindest aus meiner Perspektive einem neuen Selbstverständnis der Frauen und ihrem neuen Umgang mit der Rolle der Frau und mit sich selbst geschuldet.

»Was meinst du mit neuem Umgang mit sich selbst?«, fragte sie.

»Frauen denken jetzt erst gar nicht daran, dass es mit fünfzig oder sechzig vorbei sein könnte«, sagte ich. »Sie bleiben in Bewegung, nehmen genauso am Leben teil wie jüngere Menschen und achten auf sich. Als ich ein Kind war, waren Frauen mit fünfzig oder sechzig alt. Sie kamen mir alle vor wie meine Omas oder Großtanten. Und sieh dir deine Generation heute an.«

Sie wirkte nicht recht überzeugt.

»Kann es sein, dass auch das an deiner Perspektive liegt?«, fragte sie. »Frag einmal deine Kinder, wie ich ihnen vorkomme. Vielleicht sehen sie ja auch eine Oma oder eine Großtante in mir.«

Sie wandte mir ihr Gesicht zu. »Sieh mich an«, sagte sie. »Ich kann mir vorstellen, dass du an Tagen wie heute nicht gerne um deine berufliche Expertise gebeten wirst, also entschuldige bitte, wenn ich es trotzdem tue. Findest du, ich sollte etwas machen lassen?«

Ich war perplex.

An Tagen wie diesem konnte ich mir nicht vorstellen, dass auch einer meiner besten Freunde oder jemand aus meiner Familie Probleme mit seinem Äußeren haben könnte. Zumindest nicht in einem Maß, das über gelegentliche Unzufriedenheit hinausging, die sich mit ein paar ehrlich gemeinten Komplimenten auflösen ließe. Völlig undenkbar war für mich, dass einer dieser Menschen ernsthaft eine Schönheitsoperation erwog.

Ich betrachtete Theresas fein gezeichnetes und gut geschnittenes Gesicht. Für mich hatte es schon immer eine gewisse Eleganz ausgestrahlt, die sie auch in ihrem Stil und ihrem Auftreten zelebrierte, ohne dabei je steif zu wirken. Bei ihr stimmten nicht nur die Proportionen innerhalb ihres Gesichtes und ihrer gesamten Physiognomie, bei ihr stimmte auch die Balance zwischen ihrem Aussehen und ihrer Wesensart.

Sie war jenseits der Fünfzig, so wie ich auch. Und so wie bei jedem in unserem Alter gab es bei ihr Dinge, die losgelöst betrachtet und an einem jüngeren Menschen gemessen Verbesserungspotenzial gehabt hätten. Lippen, Lider, Hals. Ein von der falschen Vision geleiteter Schönheitschirurg hätte da Handlungsspielraum gesehen. Aber wie schlimm wäre es gewesen, wenn er ihn wirklich genutzt hätte.

Denn Theresa war für mich immer ein Gesamtkunstwerk im besten Sinne. Geformt aus ihrer genetischen Programmierung, aus ihrer Sozialisierung in einer Familie, die Wert auf einen gepflegten Auftritt legte, und aus ihrer positiven Lebenseinstellung. Damit meisterte sie alle Herausforderungen des Lebens, ohne dass sie allzu tiefe Spuren bei ihr hinterließen.

»Fragst du mich das im Ernst?«, wollte ich wissen. »Wenn eine Frau schön ist wie du, kann sie sich mit jedem operativen Eingriff nur entstellen.«

»Vielleicht denkst du das nur, weil du mich schon so lange kennst«, sagte sie.

Sie wandte ihr Gesicht wieder nach vorne, wo meine Frau mit ein paar unserer anderen Freunde stehengeblieben war und zu uns zurückschaute.

Ich dachte eine Weile darüber nach. Hatte ich das tatsächlich nur gesagt, weil ich sie schon so lange kannte? Erlebte ich sie als Gesamtkunstwerk, weil ich mit ihr fast so vertraut war wie mit einem Familienmitglied? Nahm ich die äußeren Veränderungen nicht richtig wahr, weil wir uns dafür zu oft sahen? War meine Wahrnehmung von Erinnerungen geprägt? Könnte ich jemanden, den ich schon lange und gut kannte, als Schönheitschirurg überhaupt behandeln? Erforderte mein Job eine gewisse Distanz zwischen dem Arzt und seinen Patienten, um ihn vor moralischen Konflikten zu bewahren?

Ich würde einem Menschen aus meiner Familie oder meinem Freundeskreis eher nicht zu einer Schönheitsoperation raten, wenn sie nicht aufgrund eines Unfalls, einer Entstellung oder aus anderen Gründen notwendig wäre.

Was mir bei diesem Spaziergang bewusst wurde, war von klarer Schlichtheit. Ich würde jedes einzelne meiner Familienmitglieder und jeden einzelnen meiner wirklich guten Freunde, die wegen einer Schönheitsoperation auf mich zukämen, nur fragen, ob er oder sie verrückt geworden sei. Ich würde aus dem Bauch heraus sagen: »Bist du deppert? Das sind normale Alterserscheinungen. Gib eine Ruh.«

Für alle, die das Wort nicht kennen: »Deppert« heißt in Wien so viel wie blöd, irregeleitet oder eben auch verrückt. Hier passt es in allen Bedeutungen.

Bei Müttern, die oft unter der Veränderung ihres Körpers durch die Schwangerschaft leiden und sich auf einmal unansehnlich finden, wo sie doch eigentlich noch jung sind, würde ich vermutlich einfühlsamer vorgehen. Ich würde sagen: »Entspann dich, das ist normal. Das ändert sich auch wieder, wenn du etwas für dich tust. Glaub mir, in ein paar Monaten denkst du nicht mehr daran. Dann fragst du dich, ob du noch ganz bei Trost warst, wenn du dich jetzt operieren lässt.«

Jemandem, der gerade ein Problem mit seiner Nase hat, weil er wer weiß welche Probleme daran festmacht, würde ich vielleicht erzählen, wie das damals bei mir war.

»Ich weiß, wie das ist, ich weiß es aus eigener Erfahrung. Du gehst zufällig an einem Spiegel vorbei, schaust seitlich hinein, damit es niemand merkt, und denkst: Was hab ich für einen Eierschädel! Oder du schaust dir auf einem Foto deine Nase an und kriegst einen Schock. Glaub mir, so empfinden viele Menschen, manche wieder und wieder, ein ganzes Leben lang. Immer in den Phasen, in denen sie unsicher sind, wenn sie gerade nicht wissen, wo sie stehen.«

Ich würde vielleicht sagen, dass es ganz normale schwierige Momente in unserer Selbstwahrnehmung gibt. Ich hatte einen, als ich meine Stimme zum ersten Mal im Radio hörte. Ich versank fast im Boden, so peinlich war mir das. Aber je mehr Selbstsicherheit ich bei derartigen öffentlichen Auftritten entwickelte, desto mehr verschwanden diese Schwierigkeiten.

Eine Operation an mir selbst würde ich ebenso wenig in Betracht ziehen wie eine an einem Familienmitglied oder einem vertrauten Freund. Auch, wenn mein Hals oder andere Gewebebereiche noch so schlaff aussehen würden.

Ich würde zu mir selbst genau wie zu allen, die ich gut und lange kenne, sagen: »Akzeptiere es. Es ist, wie es ist.«

Ein Stück waren Theresa und ich schweigend nebeneinander hergegangen. Meine Frau schien auf uns warten zu wollen, doch ich winkte ihr zu. Sie verstand das Zeichen und ging weiter.

»Wie geht es dir eigentlich sonst?«, fragte ich Theresa. »Ist alles in Ordnung bei dir?«

»Soweit ja«, sagte sie. »Ich kriege im November und im Dezember nie Grippe wie andere Leute um diese Jahreszeit. Dafür neige ich zu einer leichten depressiven Stimmung. Vielleicht kommt es mir nur so vor, aber heuer ist sie etwas stärker ausgefallen als sonst. Ich habe das Gefühl, dass das mit dem Altern und seinen Spuren zu tun hat. Deshalb habe ich darüber nachgedacht, etwas dagegen zu tun. Es gibt doch viele Menschen, die sich ihr Gesicht, sagen wir einmal, medizinisch etwas verschönern lassen und dann glücklicher sind als vorher.«

Durch die Literatur über die Schönheitschirurgie geistern tatsächlich Unmengen von Patienten, die das von sich sagen. Mehrere Studien scheinen diesen Wandel zum Guten zu belegen.

Was theoretisch auch Sinn macht. Nicht jeder Patient hat schließlich so starke narzisstische, histrionische, bipolare oder Borderline-Tendenzen, dass er sich am Ende nie perfekt genug findet, nach jeder Operation den nächsten »Kick« sucht, sich einmal wunderschön und dann wieder abstoßend findet und am Ende immer unzufrieden mit seinem Äußeren bleiben wird.

Das Glück des richtigen Zeitpunkts

Es gibt ihn tatsächlich, den Patiententypus, bei dem der Wunsch nach Veränderung weder durch äußere Beeinflussung noch durch semi-pathologische Persönlichkeitsmerkmale entsteht. Sondern im Stillen. Von innen heraus. Es sind wie beschrieben Menschen, die gerade eine schwierige Phase durchmachen. Oder Menschen wie Theresa, die zu depressiven Verstimmungen neigen. Wenn sie sich operieren lassen, kann es sein, dass sie sich danach wirklich besser fühlen, vielleicht sogar für eine längere Zeit.

Wobei selbst das oft eine Gratwanderung der Schönheitschirurgie ist. Denn zu diesem Effekt kommt es vor allem dann, wenn der Chirurg den richtigen Zeitpunkt wählt. Wenn er genau dann operiert, wenn die betreffenden Patienten die Sohle des durch äußere oder innere Umstände entstandenen Tales schon durchquert hat.

Dann können sie die positiven Entwicklungen, die den negativen im Leben ja meistens irgendwann folgen, dem operativen Eingriff zuschreiben. Bei Befragungen für Studien geben sie dann bereitwillig zu Protokoll, dass ihnen die Operation »ein wenig bis außerordentlich« geholfen hat. Diese Patienten sind es dann auch, die als Masse der Befürworter der Schönheitschirurgie durch die Literatur geistern.

»Ich verstehe nur eins nicht«, sagte Theresa, nachdem ich diese Gedanken mit ihr geteilt hatte. »Wenn du das alles weißt, wenn du so denkst, wie kannst du dann deinen Beruf ausüben? Wie kannst du dich dann trotzdem als plastischer Chirurg mit einem Skalpell am Gesicht oder am Körper von Menschen zu schaffen machen?«

Eine gute Frage, die für mich, meine Legitimation und mein Selbstverständnis wichtig ist. Deshalb habe ich sie für mich längst beantwortet. Unabhängig davon, ob es mich gibt und ob ich als plastischer Chirurg arbeite oder nicht, wird es immer Nachfrage nach schönheitschirurgischen Eingriffen geben. Es wird diesen Bedarf nicht nur geben, er wird auch weiterwachsen. Die Schönheitschirurgie ist nun einmal ein Kind unserer Zeit. Immer öfter werden Menschen zum Beispiel auf familiäre Spannungen, die zur Ablehnung der eigenen Nase führen, mit Operationen reagieren, statt an den Spannungen zu arbeiten. Immer mehr Menschen werden aufgrund der sich verändernden familiären und sozialen Strukturen Tendenzen etwa zu Narzissmus oder Histrionie entwickeln. Es wird deshalb für immer mehr Menschen darauf ankommen, was für einem Schönheitschirurgen sie gegenübersitzen, wenn ihr Weg sie zu einem führt.

Es wird für sie darauf ankommen, ob er sich lediglich als eine Art Dienstleister betrachtet, für den der Kunde König ist und dem er gegen gutes Geld alle Wünsche erfüllt, ohne sich mit deren Ursache zu befassen. Oder, ob er verantwortungsbewusst handelt. Ob er seine Patienten anhand seiner Erfahrung auf komplexere Weise betrachten kann als sie sich selbst. Und ob er Patienten, bei denen er diese Strategie für erfolgsversprechend hält, zum Zuwarten rät, oder vielleicht sogar dazu, die Operation gleich abzublasen.

Ich weiß schon, dass der zweite Typus aus einem pragmatischen Grund schwer zu finden sein wird. Ein Schönheitschirurg, der so argumentiert, argumentiert gegen sein eigenes Geschäft. Ein Argument, das ich nicht nur einmal gehört habe und das auch einleuchtet. Trotzdem ist es kurzsichtig. Denn ein Schönheitschirurg, der so handelt, mag ein paar Patienten weniger haben. Aber ich bin überzeugt, dass er sich aufgrund eben dieses besonderen Zugangs am Ende als der bessere und begehrtere Chirurg erweist.

Denn diese Haltung setzt voraus, dass er die Patienten als Menschen sieht, Verständnis für ihre Persönlichkeit hat und eine bestimmte ärztliche Form von Empathie für sie entwickelt. Das sind in unserer Welt seltene und wertvolle Güter. Er wird deshalb aus der Masse der gedankenlosen medizinischen Dienstleister hervorstechen. Das Wettrennen um den jeweils nächsten Patienten hat so ein Chirurg irgendwann nicht mehr nötig.

Ich erzählte Theresa von einem Apotheker, von dem ich einmal gehört hatte. Er war schon in einem Alter, in dem die meisten Menschen im Ruhestand sind. Er stand früh am Tag, wenn noch wenig los war, hinter dem Pult. Eine junge Frau trat nahe an das Pult heran. Wohl um ihren Wunsch in möglichst großer Diskretion vorbringen zu können.

Die junge Frau erzählte dem Apotheker in wenigen Worten, dass sie nach einer Trennung seit einer Weile nicht mehr richtig schlafen könne. Sie fragte ihn nach seiner Empfehlung für ein gutes Schlafmittel.

Der Apotheker sah sie ruhig an. Dann antwortete er, dass er ihr gar kein Schlafmittel empfehlen könne. »Im Leben eines Menschen gibt es eben solche Phasen«, sagte er. »Das hat einen Grund und wir müssen da durch.

Am Ende ist es immer auch gut für uns. Sie können es aber mit warmer Milch mit Honig vor dem Einschlafen versuchen. Wenn das nicht funktioniert, denken Sie an etwas Schönes, so lange Sie wach liegen.«

Mir selbst war dieser Apotheker zwar nie begegnet, aber ich hatte inzwischen so oft an diese Situation gedacht, dass es mir manchmal so vorkam, als hätte ich sie selbst erlebt. Ich fragte sogar nach, um welche Apotheke es sich gehandelt hatte.

Meine Patientin erzählte mir, dass es damals ein etwas altmodischer Laden mit einem engen Eingang auf der Wiener Mariahilfer Straße gewesen wäre. Mittlerweile sei er umgebaut worden, mit zwei glänzend weißen Pulten darin und zwei Glasschiebetüren an beiden Seiten des Eckgeschäfts. Sie konnte nur vermuten, dass der alte Mann die Apotheke an die nächste Generation übergeben oder verkauft hatte. Sie hatte ihn jedenfalls schon lange nicht mehr gesehen.

»Dieser Apotheker ist für mich eine Art Vorbild«, sagte ich zu Theresa. »Und ich bin sicher, dass sein Zugang zu den Dingen dem Geschäft, wie er es betrieben hat, nicht geschadet, sondern eher genützt hat. Er hat Vertrauen aufgebaut, indem er sich erfahren und verantwortungsbewusst gezeigt hat, und das ist gerade in unserer Welt auch ökonomisch betrachtet elementar.«

Theresa nickte. Sie schien mich zu verstehen, was mich freute. Ich hatte in dieser Klarheit noch nie über das Thema gesprochen, weil ich auch noch nie im richtigen Rahmen dazu herausgefordert worden war. Den Rest des steilen Weges nach oben stapften Theresa und ich in unsere Gedanken versunken nebeneinander her.

»Ihr macht ja so ernste Gesichter«, sagte meine Frau, als wir bei unserem Haus im Wald ankamen.

»Theresa hat mich gerade gefragt, ob ich Verwandten und Freunden je zu einer Schönheitsoperation raten würde«, sagte ich.

«Würdest du?", fragte meine Frau.

»Ich würde ihnen sagen, dass sie sich andere Wege suchen sollen, mit ihrem Aussehen klarzukommen«, antwortete ich.

»Und was sind das für Wege?«

Ich sagte etwas davon, dass dies ein großes Thema sei und dass wir das lieber ein anderes Mal besprechen sollten. Dann gingen wir ins Haus, um Kaffee und Tee zu trinken und Kuchen zu essen.

Am Abend, als alle weg waren, die Kinder schliefen und ich noch einen Sprung in die Klinik fuhr, um mich für den Montag vorzubereiten, fiel mir dieses Thema wieder ein. Was waren wirklich diese anderen Wege?

Verglichen mit einem Wald in der Novembersonne war die Klinikumgebung für psychologische und philosophische Betrachtungen wenig geeignet. Deshalb schien es mir zunächst, als wäre der einzige Rat, den ich in dieser Situation geben könnte, einen Psychotherapeuten oder einen Psychologen zu konsultieren.

Aber würde ich wirklich ein Familienmitglied oder einen Freund mit diesem Rat wegschicken und mich damit quasi aus der Affäre ziehen?

Du, leider, ich kann dir nicht helfen,
geh zu einem Psychotherapeuten.

Das wäre meine ganze Weisheit?

Ich dachte weiter nach.

Was wären denn die Dinge, die jemanden, der gerade sein Äußeres ablehnte, davon überzeugen würden, dass niemand so schön ist wie er? Auch als deklarierter Nicht-Psychologe und Nicht-Psychotherapeut musste ich aufgrund meiner Berufs- und Lebenserfahrung doch andere Perspektiven aufzeigen können.

Der Weg in die Tiefe

Was wir in einer Welt, in der der Schein das neue Sein ist, wirklich tun können, wenn wir uns nicht mehr schön finden.

Bevor ich am Heimweg mein Auto startete, googelte ich die Ratschläge der Lifestyle-Medien für mehr Liebe zu unserem Äußeren. Ich hoffte, auf etwas zu stoßen, das wirklich funktioniert. Drei davon fielen mir besonders auf.

Ratschlag eins. Denk dich schön.

Insbesondere Frauenzeitschriften bringen regelmäßig Affirmationen für Menschen, die Probleme mit ihrem Äußeren haben. Wer sich diese Affirmationen konsequent vorsagt, so die Behauptung, hat irgendwann Erfolg damit und findet sich wieder schön. Was durch positive Folgeeffekte wie ein gesteigertes Selbstbewusstsein und gefühlte Anziehungskraft das ganze Leben verändert. Auf der Internetseite better-than-ever steht als nähere Erklärung für diesen Tipp das Folgende.

> *Deine Gefühle und deine Gedanken bestimmen letztendlich dein Aussehen und auch deine Zufriedenheit. Wer immer nur verkniffen ist und ständig an sich sowie auch anderen das Schlechte sieht, wird irgendwann unweigerlich auch*

so aussehen. Das Gleiche gilt natürlich auch umgekehrt: Positive Gedanken und eine ebensolche Einstellung dir selbst, deinen Mitmenschen und dem Leben allgemein gegenüber lassen dich einfach von innen heraus strahlen. Und das ist es, was wahre Schönheit letztendlich ausmacht. Ob und was wir wahrnehmen, hängt Großteils davon ab, was wir sehen wollen. Unbändiger Krauskopf oder berauschende Lockenpracht? »Unweibliche« Figur oder androgyne Sirene? Hakennase oder aparte Schönheit? Wie du siehst, kommt es einzig und alleine auf die Deutung an. Und warum sollte diese negativ statt positiv sein? Versuche an dir sowie an deinen Mitmenschen stets das Positive zu sehen und lege somit den Grundstein für wahre Schönheit.

Warum nicht, dachte ich zunächst. Positives Denken war lange in Mode und schien eine taugliche Lösung für viele Probleme zu sein, von der prekären wirtschaftlichen Situation bis zur angeschlagenen Gesundheit. Nun eben auch für Frust mit dem eigenen Äußeren.

Ziemlich rasch störten mich dann doch ein paar Dinge. Zum Beispiel die Annahme, dass jeder Mensch sich bemühen kann, positiver zu denken. Das ist aber im Wesentlichen Charaktersache. Jemand, dem die Veranlagung dafür fehlt, wird das Wasserglas, das für ihn halb leer ist, nie als halb voll wahrnehmen.

Ich bin ein positiver Mensch, doch ich kenne viele, die es nicht sind. Das hat mit genetischer Programmierung zu tun. Wer Kinder hat, kennt das. Manche sind von Anfang an Sonnenscheinchen, manche kommen mit einer

Sorgenfalte zur Welt. Es liegt weder an ihren sozialen Erfahrungen noch an so etwas wie einem Denkfehler oder einer selbstgewählten falschen Einstellung.

Einen Menschen, der zum Pessimismus neigt, aufzufordern, doch einfach positiv zu denken, ist deshalb in gewisser Weise unfair. Es ist, wie einem kleinen Dicken einen Hochsprungstab in die Hand zu drücken, ihm die Latte auf sechs Meter zu legen und zu sagen: hopp!

Positiv zu denken ist eine Veranlagung, ein Charakterzug, den wir haben oder nicht haben.

Theoretisch wäre es schön, wenn es funktionieren würde, denn positiv denkende Menschen haben es in Vielem leichter. Wer sich zum Beispiel nicht ständig Sorgen macht, dass der nächste Schritt schiefgehen könnte, wird ihn einfach gehen. Mit so einer Einstellung sind wir generell offener und kommen privat wie beruflich besser an. Wir sind dabei wahrscheinlich auch gesünder, weil die Dinge sich nicht ständig auf unseren Magen schlagen oder uns an die Nieren gehen.

Ich kenne allerdings keinen von seiner natürlichen Prägung her eher positiv denkenden Menschen, der nachhaltig negativ geworden wäre. Ebenso wenig kenne ich einen von seiner natürlichen Prägung her eher negativen Menschen, der irgendwann positiv zu denken anfing.

Viele Bücher erklären trotzdem, wie wir unsere Gedanken beobachten und die negativen durch positive ersetzen können. Die meisten beschreiben das als eine Frage der Disziplin.

Wahrscheinlich schadet es nie, wenn wir uns daran versuchen. Ernsthaft funktionieren wird es aber wahrscheinlich nur bei Menschen, die ohnedies schon positiv ausgerichtet waren, die vielleicht durch Schicksalsschläge in ein Grübel-Tal geraten sind und nun den Weg heraus suchen. So ein Buch überhaupt zu kaufen, zu lesen und mit Ausdauer die Ratschläge umzusetzen, setzt ja schon eine gewisse Fähigkeit zum positiven Denken voraus.

Nehmen wir trotzdem an, es gelingt. Ein von seiner Natur her eher negativ denkender Mensch schafft es, sich mit gleichsam militärischem Eifer zum positiven Denken zu disziplinieren. Dann hat er zweifellos etwas geleistet. Ich bezweifle aber, dass er deshalb aufstehen, zum Spiegel gehen und sich schön finden kann.

Denn das ist noch immer erst das Denken. Gegen die eigene eher negative Natur positiv zu fühlen, zu empfinden, bleibt letztlich wohl unmöglich.

Introvertierte, grüblerische Menschen müssen sich damit abfinden, dass es die anderen in Vielem leichter haben. An den Veränderungen, die Menschen in der Welt bewirken, haben sie, wie Untersuchungen immer wieder bestätigen, dafür den größeren Anteil.

Insofern konnte ich den aktuellen Bewusstseinswandel in Sachen positives Denken nachvollziehen, zu dem unter anderem der Wiener Krebsspezialist Heinz Ludwig und die Straubinger Pathologin Katharina Schmid beitrugen, die sich in ihren Büchern damit befassten.

Ludwig schrieb sinngemäß, dass die Aufforderung zum positiven Denken, etwa an Krebspatienten gerichtet, ein typisches Verhalten einer narzisstischen Gesellschaft sei. Damit würden sie in gewisser Weise nicht nur die Verantwortung für die Erkrankung abgeben, sondern auch deren Heilung in die Zuständigkeit der Patienten rücken.

Wer einen Ratschlag wie »Denke positiv, dann wird alles wieder gut« wirklich ernst meint, würde ihn einem Freund oder einer Freundin deshalb wohl nicht bloß als Aufgabe präsentieren, denke ich. Er würde mit ihm oder ihr mitdenken und vor allem mitfühlen. Er würde ihn oder sie durch Aufmerksamkeit, Empathie, Fürsorge und vielleicht ein wenig Humor in die Lage versetzen, die Dinge wieder positiver sehen zu können.

Die Pathologin Katharina Schmid wies auf Basis von Forschungsergebnissen aus der Neuroimmunologie, der Hirnforschung und der Quantenphysik nach, dass zielgerichtete Gedanken helfen, Ziele zu erreichen. Diese Kraft haben Gedanken, die eine bestimmte Vision abbilden und sie mit Gefühlen verknüpfen. Dagegen sind Gedanken im Sinne von »Alles ist gut, alles ist rosarot« laut Schmid Unfug und möglicherweise sogar schädlich. Denn sie laufen auf ein Verdrängen der Probleme hinaus.

Positives Denken als Empfehlung für Menschen, die Probleme mit Selbstliebe und mit ihrem Äußeren haben, ist im besten Fall gut gemeint. Sie lässt sie aber in Wirklichkeit mit ihrem Problem allein. Selbst, wenn sie zu besonders disziplinierten Trägern der rosaroten Brille werden, führt das nicht zum gewünschten Erfolg.

Im Sinne von Schmids zielgerichteten Gedanken müssten wir also nicht konsequent positiv, sondern anders denken. Wir müssten lernen, uns in unseren Visionen als Menschen zu sehen, die ihr Äußeres lieben. Als Menschen, die durch die Menge gehen und dabei nicht nur denken, sondern empfinden und damit ausstrahlen: »Sieh her, ich bin schön.« Doch ganz einfach ist das auch nicht, denn dafür müssen wir uns im Detail etwas vorstellen, das wir uns im Moment aus guten Gründen eben nicht vorstellen können.

Für mich lässt sich von der Idee des Sich-schön-Denkens am ehesten die Überlegung ableiten, wie wir leben und mit welchen Menschen wir uns umgeben müssen, um positiv inspiriert zu sein. Wir können uns zu diesem Zweck etwa folgende Fragen stellen: Bei welchen Menschen, mit denen ich Zeit verbringe, fühle ich mich hinterher glücklich? Bei welchen Aufgaben im Arbeitsalltag stellt sich bei mir das Gefühl ein, einen erfüllenden Job zu haben? Mit welcher Freizeitbeschäftigung habe ich die größte Freude? Wenn wir uns sehr genau und ehrlich beobachten, finden wir vielleicht heraus, dass es andere

Menschen, andere Aufgaben und andere Beschäftigungen sind, als wir dachten.

Ratschlag zwei. Vergiss die Schönheitsideale.

Auch dieser Ratschlag verlangt Unmögliches. Wir können ihn uns nicht einfach auf unsere Vorsatzliste fürs neue Jahr schreiben, und ab dem 1. Januar war's das dann für uns mit den Schönheitsidealen.

Es wäre großartig, würde das funktionieren. Viele Menschen wären glücklicher mit sich. Die Schönheitschirurgie hätte bald kaum noch zu tun. Doch auch hier gilt, dass es leider nicht so einfach ist. Denn wir können die Schönheitsideale nicht einfach vergessen. Wir haben sie verinnerlicht. Sie sind nach hunderttausenden Jahren der Evolution, in denen der Mann jagen und die Frau sich um die Kinder kümmern musste, und in denen wir uns darin geübt haben, die Fähigkeit zu beidem an äußeren Merkmalen abzulesen, in unsere Gene eingeschrieben.

Und nicht nur das. Die Medien setzen uns diese Schönheitsideale von frühester Kindheit an vor. Figuren des öffentlichen Lebens, die ihnen nicht entsprechen, finden wir vielleicht lustig und sympathisch, aber so wie die wollen wir nicht sein, wenn wir es nicht müssen. Egal, wie frei wir denken, wie nonkonformistisch wir leben und wie wenig wir uns um die Meinung der anderen scheren wollen, Ken und Barbie als subtiles Kulturgut und Plastik gewordene Manifestationen dieser Ideale können wir nicht einfach ignorieren.

Frauen haben idealerweise dem Kindchen-Schema zu entsprechen: eher rundliches Gesicht, große, runde Augen, hohe Stirn, kleine Nase, kleines Kinn, rundliche Wangen, gleichmäßige Proportionen und elastische, weiche Haut. Denn das alles bedeutet Fruchtbarkeit, steht für Gesundheit und weckt Beschützerinstinkte.

Dass zum Beispiel volle Lippen bei männlichen Betrachtern gut ankommen, ist dem Hormon Östrogen zu verdanken. In der Pubertät lässt es die Lippen anschwellen. Männer können so vom Gesicht einer Frau unbewusst auf ihre sexuelle Reife schließen.

Es erstaunt mich oft, wie auch intelligente, gebildete und privat wie beruflich erfolgreiche Frauen sich wünschen können, diesen im Prinzip primitiven Vorgaben zu entsprechen. Und was für eine Wunde es bei ihnen reißen kann, hier nicht mithalten zu können. Von Natur aus nicht, nicht durch den diszipliniertesten Lebensstil und nicht nach der besten Schönheitsoperation.

Männer haben über ein kantiges Gesicht und breite Schultern zu verfügen und groß gewachsen zu sein. Denn groß, kräftig und kantig bedeutete Jahrtausende lang Essen, Trinken und Überleben und machte den Mann begehrenswert.

Die Medien haben sich unsere Schönheitsideale nicht ausgedacht. Sie bedienen sich vielmehr unserer genetischen Prägungen. Sie zeigen uns, was wir am ehesten glauben, weil es in uns schon angelegt ist.

Die Rolle der Medien dabei wird erst dann richtig fragwürdig, wenn sie uns Schönheitsideale präsentieren, deren Erfüllung wie im Falle des Selfie-Booms chirurgische Eingriffe oder wie im Falle der Mager-Models krankhafte Ernährungsweisen erfordern.

Einige Länder diskutieren deshalb bereits, digital veränderte Fotos, speziell von Prominenten, zu kennzeichnen, um keine falschen und unerreichbaren Vorbilder zu prägen. Denn das Nachahmen beschränkt sich nicht mehr nur auf Frisur und Kleidung. Es scheint für viele auch dazuzugehören, sich die Anbetung ins Gesicht operieren zu lassen. Starkult per Operation quasi, von Menschen, oft von sehr jungen, die sich zum Opfer ihres Schönheitsideals umformen lassen.

Am stärksten orientieren wir uns bei der Einschätzung unseres eigenen Äußeren an den Medien. Familie und Kollegen kommen erst an zweiter Stelle.

Eine Weile war es modern, eine Art Gegentrend zu den gängigen Schönheitsidealen auszurufen. Vor allem Frauenzeitschriften wurden sich ihrer Rolle bewusst und strengten sich an. Sie inszenierten nackte Körper älterer Frauen, rundlicher Frauen, Frauen mit Abweichungen vom gängigen Idealmodell. Sie präsentierten das echte Leben als wahres Schönheitsideal und wollten das Diktat der bisherigen Ideale nicht mehr akzeptieren. Doch die Initiativen verpufften. Die Versuche blieben gut gemeint, aber letztlich ohne gesellschaftliche Relevanz. Selbst die Frauenzeitschrift Brigitte, die in der Intensivphase dieses Gegentrends nur noch mit Laien-Models aus diesem damals so heftig beschworenen wahren Leben arbeiten wollte, kehrte wieder zu professionellen Models zurück.

Der Gegentrend war also ein Flopp und mehr als Inseln in diesem Mainstream gibt es nicht mehr. Ich denke bei diesen Inseln zum Beispiel an eine Schönheitschirurgin aus meinem Team, die dem Schönheitsideal selbst so gar nicht entspricht. Weder in Sachen Figur noch in irgendeiner anderen Hinsicht. Ich entschied mich für sie, weil ich sie für begabt hielt, und musste mir deshalb tatsächlich eine Menge Kritik anhören. Besonders von den jungen männlichen Mitarbeitern, von denen einer perfekter als der andere ins Schema des geltenden Schönheitsideals passte.

Doch diese Chirurgin ließ sich nicht irritieren. Sie machte ihren Weg und hat jetzt mehr Patienten als viele andere. Vielleicht gerade weil sie äußerlich scheinbar aus der vorgegebenen Rolle fällt. Andere Frauen können sich mit ihr identifizieren und fühlen sich dem Druck der Schönheitsideale weniger ausgesetzt. Solche Individualisten zeigen mit ihrer gesamten Erscheinung und ihrem ganzen Dasein, dass die Macht des Schönheitsdiktats auch ihre Grenzen hat.

Den Mainstream aufhalten konnten sie aber nie, weshalb er die Gesellschaft inzwischen stärker und auf mehr Ebenen denn je prägen kann. Selbst in die Politik ist das Phänomen vorgedrungen, zumindest scheint es, dass inzwischen auch Wahlerfolge davon abhängen. Während Politiker immer schöner werden, werden ihre Wähler offenbar immer naiver. Sie glauben den hübschen Jungen mehr als den weisen Alten. Je näher ein Politiker den Schönheitsidealen kommt, desto eher scheint das Volk heute bereit zu sein, ihm abzunehmen, was er sagt.

Was Politiker eigentlich zu sagen haben, wofür sie stehen, welche Kräfte sie stützen, wessen Interessen sie vertreten und was deshalb von ihnen an Realpolitik zu erwarten ist, verschwindet immer mehr im Schatten ihres Aussehens.

Allerdings können es auch gutaussehende Politiker übertreiben. Achten sie dabei zu wenig auf die richtige Inszenierung mit den richtigen Phrasen auf den richtigen Fotos, oder zerstören Zwischentöne wie schlecht wegretuschierte Arroganz das adrette Gesamtbild, dann kann die Show auch kippen. Dann wachen die Wähler auf, bemerken ihre Fehleinschätzung und gehen irgendwann mit gelben Westen auf die Straße.

Die Medien sorgen dann mit beeindruckender Konsequenz dafür, dass auch wirklich nur noch arrogante oder bedrückte Bilder dieser Politiker zu sehen sind, und arrogant und bedrückt wirkt niemals glaubwürdig. Nicht zufällig hieß es schon immer bei Aufnahmen: Cheeeeese!!

Wobei dieses gute alte Wort auch dem Selfie-Trend zum Opfer fallen könnte. Zumindest rät die Frauenzeitschrift Elle von seiner Verwendung bei Selfies ab. Es sei Käse, meint sie, und empfiehlt stattdessen das Wort »Money«. Durch die beim Aussprechen erforderliche Mundbewegung sehe ein Lächeln nicht länger plump aus, sondern eher herausfordernd und sexy. Die Winkel würden sich dabei nämlich leicht nach oben ziehen, wodurch der Mund sanft geöffnet werde.

Es wird jedenfalls in absehbarer Zeit kaum so sein, dass Wähler wieder stärker hinter die Kulissen der Politiker blicken. Eher ist zu erwarten, dass Politiker in Zukunft mit einem passenden Look und der darauf abgestimmten Show all den Rest noch besser überstrahlen können.

Vielleicht werden äußerlich aus der Norm fallende Politiker bald so wenig Chance haben wie etwa allzu üppige Menschen, die Fernsehsprecher werden wollen. So jemand passt nicht ins Bild, und wir spielen mit. Die wenigsten Menschen fänden es erfreulich, wenn ein Medium selbst das Schönheitsideal, das es verbreitet, durchbrechen würde.

Die Emanzipation von den Schönheitsidealen

Wir können die Schönheitsideale also nicht einfach vergessen. Wir können bestenfalls versuchen, uns von ihnen zu emanzipieren. Dieser Versuch setzt allerdings ein beträchtliches Maß an Selbsterkenntnis und Realismus voraus, und eine klare Entscheidung. Der erste Schritt dabei besteht dann darin, uns nicht mehr selbst in die Tasche zu lügen, indem wir versuchen, uns irgendwie doch noch ins Schönheitsideal hinein zu schwindeln. Wir können sagen:

Das ist mein Gesicht, das ist mein Körperbau.
Ich werde den gängigen Schönheitsidealen
damit nie entsprechen. Deshalb beschließe ich,
dass sie für mich nicht mehr wichtig sind.

Wie wird dieser Beschluss von einem Ereignis im Kopf zu einem Lebensgefühl? Wenn er es überhaupt werden kann, dann jedenfalls nicht von einem Tag auf den anderen, und es müssen dafür ein paar Dinge zusammenspielen. Da bin ich wieder bei den richtigen Menschen, mit denen wir uns umgeben müssen, bei den richtigen beruflichen Dingen, die wir tun müssen, und bei den richtigen Freizeitbeschäftigungen. Das alles baut Selbstbewusstsein auf und ist damit ein echter Ansatzpunkt.

Im zweiten Schritt können wir uns dann vor Augen halten, dass einige Zuschreibungen nicht stimmen. Schön im Sinne der Schönheitsideale ist zum Beispiel nicht gleichbedeutend mit glücklich, obwohl die Medien das gerne unterstellen. Es ist genau wie mit reich und glücklich. Auch das stimmt so nicht. Geld macht uns ziemlich sicher in dem Moment glücklich, in dem wir welches bekommen, wenn wir davor zu wenig hatten, aber bestimmt nicht auf Dauer.

Wir können also den Schönen, genau wie den Reichen, zusehen und sagen:

Mag sein, dass euch einige Dinge im Leben leichter fallen, aber ist das wirklich so erstrebenswert?

Wir können recherchieren, was aus den begehrten Klassenlieblingen in der Schule geworden ist und mit einer gewissen Häme feststellen: oft nicht viel. Was einen durch Studien belegten Grund hat. Diese Spezies hat in prägenden Jahren weniger Grund, kämpfen zu lernen. Denn ihr fallen fundamentale menschliche Dinge wie geliebt, begehrt und hofiert zu werden von selbst in den Schoß. Diese Fähigkeit zu kämpfen fehlt ihr dann später, wenn sie sich in neuen Umfeldern bewehren muss.

Es stimmt somit weder die Kausalitätsbeziehung von schön und glücklich, noch die von schön und erfolgreich. So haben es Frauen, die wir eindeutig als schön einstufen, zwar leichter, eine Stelle zu bekommen. Im Berufsleben selbst haben sie es aber schwerer. Auch das ist durch Studien belegt, und wenn ich ganz ehrlich bin, kann ich dieses Phänomen sogar bei mir selbst festmachen.

Landet die Bewerbung einer Frau auf meinem Tisch, die auf ihrem Bewerbungsfoto nicht nur besonders gut aussieht, sondern offenbar Wert darauf gelegt hat, diesen Vorteil herauszustreichen, ertappe ich mich manchmal bei dem Gedanken: Was will sie eigentlich? Arbeiten? Danach kommt mir in den Sinn, dass wir schon eine solche Frau im Team haben, und dass zwei davon einander vielleicht in die Quere kommen können. Erst dann besinne ich mich und konzentriere mich auf die Kompetenzen der Bewerberin.

Auch die Kausalitätsbeziehung von schön und sexy ist relativ. Ich habe einige Patientinnen aus dem Rotlichtmilieu, mit denen ich gerne plaudere und mich oft genug dabei wundere. Da gibt es ältere Frauen, die aus ihren vermeintlich besten Jahren in der Branche schon lange herausgewachsen sind, deren Geschäfte aber trotzdem noch großartig laufen. Sie haben einen ansehnlichen Kundenstock und viele der Männer kommen nur ihretwegen.

Ein Bekannter von mir, der eine Peep-Show betreibt, bestätigt das. Er erzählte mir, dass sein Geschäft nachweislich schlechter geht, wenn besonders schöne Frauen bei ihm arbeiten. Bei Geschäftsschluss ist mehr Geld in der Kasse, wenn weniger perfekte Frauen aufgetreten sind.

Einerseits sind wir evolutionär auf das möglichst Perfekte ausgerichtet. Wenn es um unsere eigenen Bedürfnisse nach Sexualität und vielleicht auch Liebe und Glück geht, scheinen wir aber das Unperfekte anziehender zu finden.

Vielleicht empfinden wir das Unperfekte sogar als magischer, möglicherweise auch nur als vertrauter, jedenfalls wohl als menschlicher. Eine Einschätzung, zu der auch ein Bordellbetreiber, mit dem ich einmal über dieses Thema sprach, einiges beizutragen hatte. Er weiß aus langjähriger Erfahrung, dass es die schönen Frauen in seinem Geschäft am schwersten haben.

Sie stehen an der Theke, die Männer schauen sie an, bewundern sie und sind froh, dass sie in einem Etablissement sind, in dem es derart schöne Frauen gibt. Doch am Ende buchen sie die schon etwas Älteren, die Lustigen, die vielleicht ein bisschen Rundlichen, von denen sie sich eher verstanden fühlen.

Die Schönen bleiben mit verhärtetem Gesicht alleine an der Theke zurück. Als Draufgabe haben sie noch das Problem, dass alle anderen Prostituierten sie fälschlich als ihre Hauptkonkurrentinnen betrachten und entsprechend mit ihnen umgehen.

»Ich glaube, es gibt so etwas wie eine Urangst der Männer vor klassischen Schönheiten«, sagte der Bordellbetreiber damals zu mir.

Wir haben jedenfalls gute Gründe zu sagen:

Ich entspreche nicht den Schönheitsidealen,
aber das ist in Ordnung für mich.

Und wir können auch sagen:

Es würde mich nicht weiterbringen, den
Schönheitsidealen zu entsprechen. Sehr wohl
wird es mich aber weiterbringen, so zu sein,
wie ich wirklich bin und mich auch so anzunehmen.

Ratschlag drei. Lerne, deine Gefühle selbst zu bestimmen.

Ich finde diesen Ratschlag besonders zynisch. Er sagt ja quasi:

> *Wenn dein Partner deinen Busen*
> *hässlich nennt, dann lass dir dadurch*
> *nicht die Stimmung versauen.*

Dem stimme ich zwar grundsätzlich zu. Aber ich stelle mir eine Frau vor, die ein Mann, von dem sie vielleicht emotional abhängig ist, so behandelt. Zu ihr soll ich das sagen?

> *Wissen Sie was? Lernen Sie doch*
> *einfach, Ihre Gefühle selbst zu bestimmen.*

Jede glückliche und zufriedene Frau, die bei so einem heiklen Punkt dermaßen über den Dingen stünde, wäre mir unheimlich. Allerdings hat die Idee, Emotionen, die durch verletzende Worte verursacht werden, zu beherrschen, schon was. Auch darin schlummert eine tiefere Wahrheit. Wir müssen nur ihren Subtext leicht verändern.

Eine Frau, die stark genug ist, wird nie ein
Problem mit ihrem Busen oder irgendeinem
anderen Körperteil haben und sich längerfristig
auch keines einreden lassen. Gleiches
gilt natürlich für Männer und ihr Äußeres.

Bei meinen Erstgesprächen sitzen mir aber nun einmal vor allem Menschen gegenüber, die insgesamt innerlich geschwächt sind, und Kraft lässt sich ebenso wenig herbeidenken oder herbeireden, wie ein positives Lebensgefühl. Denn auch hier gilt meiner Meinung nach: Es bestimmt eher der Bauch über den Kopf als der Kopf über den Bauch.

Ausgehend von unserer Unzufriedenheit mit unserem Äußeren als Symptom können wir aber erforschen, wohin unsere Kraft verschwindet. Denn wenn wir innerlich geschwächt sind, ist das nie Schicksal. Es liegt vielmehr meistens an Einflüssen, denen wir regelmäßig ausgesetzt sind, also vor allem an anderen Menschen, von denen wir uns abzugrenzen versäumen.

Von Menschen, die im Leben die Rolle von Energieräubern einnehmen, sollten wir uns lösen. Denn ihr Wirken auf uns kann dazu führen, dass wir eines Tages an einem Spiegel vorbeigehen und uns hässlich finden.

Ich weiß aus eigener Erfahrung, dass ich auch hier von einem schwierigen Prozess spreche. Mich hat es schon jede Menge Energie gekostet, überhaupt zu dieser Erkenntnis zu gelangen. Die Details erspare ich Ihnen lieber. Doch irgendwann begann ich, mein engeres Umfeld nach Energieräubern abzusuchen und mich von ihnen fernzuhalten. Heute mache ich das laufend, und es gelingt mir immer besser.

Mir fällt dazu immer eine Geschichte ein. Ein Rabe findet eine Nuss und will sie fressen. Die Nuss ist deshalb verzweifelt. Irgendwie kann sie sich befreien, fällt aus seinem Schnabel und landet in den Gemäuern einer Burg. »Bitte verstecke mich«, sagt die Nuss zur Burg, »da oben fliegt ein Rabe, der mich fressen will.« Die Burg hat Mitleid und beschützt die Nuss. Die Nuss treibt aus, wird zu einer kleinen Pflanze. Die wächst zu einem starken Baum heran, der die Burg mit seinen Wurzeln zerstört.

Energieraub gibt es auch bei Ehepaaren. Doch wer sich so eng mit einem anderen Menschen verbunden hat, bemerkt das oft nicht. Ich habe mich oft über Frauen oder Männer gewundert, die ein offenbar kümmerliches Dasein gefristet haben und nach dem Tod ihres Partners oder ihrer Partnerin auf einmal aufgeblüht sind. Wir können sie bewundern, weil sie bis zum Schluss durchgehalten haben, wir können aber auch fragen: warum?

Denn wie die Nuss die Burg können Energieräuber uns auch richtig zerstören. Sie zapfen uns an und saugen uns aus. Dabei stellen sie sich oft äußerst geschickt an, obwohl das Ganze nichts mit Intelligenz und oft nicht einmal etwas mit Strategie zu tun hat. Bei Energieraub geht es um schädliche Energieflüsse von einem zum anderen, die oft durch unbewusste Signale ausgelöst werden.

Wenn es sich nicht gerade um den eigenen Ehepartner handelt, besteht die beste und oft einzige Möglichkeit darin, die Telefonnummer dieses Menschen umgehend zu blockieren und schließlich aus dem Handy zu löschen. Meistens stellen wir bald fest, dass diese Menschen uns nicht im Geringsten fehlen.

Als ich meinen Wagen für die Heimfahrt von der Klinik endlich startete, war ich dennoch unzufrieden. Worauf ich gekommen war, schien mir zu wenig zu sein. Es traf noch nicht den eigentlichen Punkt. Was hilft wirklich, wenn wir uns nicht mehr schön finden? Was ist mein Ratschlag abseits des unaufhörlichen Geschnatters in den Medien auch zu diesem Thema?

Höhen und Tiefen

Jüngst erzählte mir ein Freund, dass seine Tochter in eine renommierte Journalistenausbildung aufgenommen worden war, als deutlich jüngste Bewerberin von allen. Er war so stolz auf sie, dass ich nachfragte, was das denn für eine Ausbildung sei. Er trug in väterlicher Art etwas dick auf, um den Erfolg seiner Tochter zu unterstreichen, was ich ihm gerne nachsah. Dabei nannte er auch ein paar Namen der Journalistinnen und Journalisten, die bei dieser Ausbildung unterrichteten.

Eine davon kannte ich. Sie hieß Silvia Eder und arbeitete bei einem bekannten österreichischen Medium. Sie hatte dort eine leitende Funktion inne, ich weiß nicht mehr, ob sie Ressortleiterin, stellvertretende Chefredakteurin oder Chefin vom Dienst war, jedenfalls kümmerte sie sich um den Bereich Lifestyle. Mein Freund beschrieb sie als eine Art Grande Dame ihres Faches, und das, wie er sagte, obwohl sie relativ jung und am Puls der Zeit sei. »Ich habe sie selbst kennengelernt«, sagte er. »Eine tolle Frau.«

Als Silvia Eder drei Jahre zuvor bei mir war, hatte das nichts mit dem Ressort Lifestyle zu tun. Sie war ausnahmsweise nicht als Journalistin, sondern zu einem privaten Erstgespräch zu mir in die Klinik gekommen, was ich meinem Freund natürlich nicht erzählte.

Ich erinnerte mich gut an diese Begegnung. Aufgrund meiner exponierten Position in der österreichischen Schönheitschirurgie besteht ein gewisses Naheverhältnis zwischen Journalisten und mir. Sie wissen immer ziemlich genau, wer ich bin, wie ich lebe und was ich tue. Umgekehrt ist mir ihre berufliche Welt vertraut. Deshalb sprach ich mit Silvia Eder von Anfang an offen.

Den Eindruck einer Grande Dame ihres Faches, die noch relativ jung und am Puls der Zeit war, vermittelte sie mir damals allerdings überhaupt nicht. »Toll« fühlte sie sich ebenfalls ganz bestimmt nicht. Sie kam mir eher vor wie jemand, der in der Klemme saß.

Dem Lifestyle entwachsen

Sie arbeitete in einem Fach, in dem die großen Themen Jugend und Schönheit sind. Dabei war sie aus den Reihen der Journalistinnen, die diesen Bereich vorwiegend bevölkern, unversehens herausgealtert. Nun schien sie nicht mehr genau zu wissen, welche Rolle sie spielen, wer sie sein sollte. Wer sie noch sein konnte.

Hinzu kam, dass sie wie viele Journalistinnen ihr Leben ihrem Job gewidmet hatte. Sie definierte sich stark über ihre Arbeit, deshalb fühlte sich die Situation für sie umso schlimmer an. Ihre Jugend operativ ein wenig zu verlängern, schien ihr nach allem, was sie schon darüber geschrieben hatte, eine realistische Option zu sein.

Mich bestärkte gerade unser spezielles Verhältnis darin, offen mit ihr zu reden. Gleichzeitig kam das auch meinem Bedürfnis entgegen, die Wahrheit über die Schönheitschirurgie, ihre Möglichkeiten und ihre Effekte so klar und deutlich wie möglich auszusprechen. Ich hatte das Thema damals noch nicht, wie für dieses Buch, zu Ende durchgedacht, und mich auch noch nicht gründlich genug mit der Frage befasst, was das für mich als Chirurg bedeuten könnte. Gerade bei ihr als Meinungsbildnerin und intelligenter, selbstreflektierter Person wollte ich dennoch Illusionen vermeiden.

»Selbstverständlich könnte ich etwas machen«, sagte ich, »aber du wirst deine Situation dadurch bestimmt nicht verbessern.«

Sie hatte sich in unserem Gespräch sichtlich von Anfang an unwohl gefühlt. Ich konnte es gut nachvollziehen. Eine Frau, die seit Jahren über den stetigen Aufschwung der Schönheitschirurgie berichtete und in regelmäßigen Abständen die gängigen Meinungen über die Ursachen dafür und die Folgen davon recherchierte, fühlte sich nun selbst als Opfer ihres Äußeren.

Wahrscheinlich kam sie sich vor, wie auf der falschen Seite gelandet. Jetzt war sie selbst eines der Fallbeispiele, die sie bisher nur für ihre Artikel verwendet hatte. Es musste sich für sie anfühlen, wie von einem Thron herabzusteigen. Von einem Thron, auf dem sie ohne Hochmut und durchaus mit Verantwortungsbewusstsein gesessen war. Was nichts daran änderte, dass sie nun doch in einer Wirklichkeit angekommen war, mit der sie so bestimmt lieber nichts zu tun gehabt hätte.

Sie hob den Blick und sah mich schweigend an. Ich ahnte, wie gerne sie die Zeit um zehn oder gleich um 15 Jahre zurückgedreht und einfach dort weitergemacht hätte, wo sie damals stand. Dann hätte sie dieses für sie offensichtlich so unbehagliche Gespräch mit einem Satz beenden können, den sie in ihrem Leben schon so oft gesagt hatte: Interessant, darüber sollten wir einmal etwas bringen.

Eine Schönheitsoperation ist oft der Versuch, an etwas Vergangenem festzuhalten.

»Die Zeit vergeht für uns alle«, sagte ich. »Wir müssen uns dem stellen und damit umgehen lernen. Eine Operation ist dabei ein naheliegender Versuch. Aber er kann auch bedeuten, an etwas festhalten zu wollen, das es nicht mehr gibt.«

Sie schwieg weiter. Ich befürchtete schon, dass sie sich durch meine Offenheit bloßgestellt fühlte und ihren Besuch bei mir bereute. Vielleicht hätte sie sich am liebsten in Luft aufgelöst oder die Zeit wenigstens um ein paar Tage zurückgedreht, um den Termin bei mir noch aus ihrem Kalender streichen zu können.

An diesem Punkt unseres Treffens erschien es mir der richtige Weg zu sein, auch mich selbst bloßzustellen. Ihr zu erzählen, wie ich dem Druck des Jugendkultes in meiner eigenen Branche begegnete. Wie ich das nicht als Arzt und Chef einer Klinik tat, sondern als Mensch. Und wie ich selbst mit der Unaufhaltbarkeit der Zeit und der Unvermeidlichkeit und Unaufhörlichkeit des Alterns umging.

Gegen Probleme mit dem Altern hilft der Weg von der Oberfläche in uns hinein. Ab einem gewissen Alter haben wir geradezu die Pflicht, uns spirituell mit uns selbst auseinanderzusetzen.

»Ich habe in einer vergleichbaren Situation für mich herausgefunden, dass wir Menschen ab einem gewissen Alter geradezu die Pflicht haben, uns spirituell mit uns und dem Sinn unseres Lebens auseinanderzusetzen«, sagte ich. »Auf die Art kommen wir in eine Position, in der wir unser Alter nicht mehr als Last ertragen müssen, sondern sogar als Vorteil sehen können. Wenn uns das gelingt, geben wir unsere altersbedingte, gefühlte Opferrolle ab und haben die beste Chance, das auszustrahlen, was ihr in euren Artikeln die Schönheit von innen nennt.«

Silvia Eders Miene blieb bis zu unserem Händedruck beim Abschied verschlossen. Sie ließ mich im Unklaren darüber, was meine Botschaft in ihr ausgelöst hatte, ob sie überhaupt etwas ausgelöst hatte, oder, ob sie nun einfach zum nächsten Schönheitschirurgen gehen würde, der mit ihr weder psychologisierte noch philosophierte, sondern das tat, was sie von ihm erwartete. Zum Skalpell greifen.

Ich überdachte unser Gespräch noch mehrmals, bis ich am Ende sicher war, das Richtige gesagt zu haben. Ich stand dazu.

Wer vor den Herausforderungen des Alterns davonrennt, rennt immer in die falsche Richtung. Wer sich ihnen stellt, kann sich eine neue Lebensphase erschließen, die wie jede andere Lebensphase ihre Vor- und Nachteile hat, für manche aber auch die beste von allen wird.

Es war auch für mich nicht ganz einfach, zu dieser Erkenntnis zu gelangen und sie zum festen Teil meiner Sicht des Lebens zu machen. Ich war selbst in Panik, als mir klar wurde, dass ich jetzt bald einmal sechzig sein würde. Dass die Zeit an diesem Punkt nicht zu vergehen aufhören würde. Dass sie danach womöglich noch schneller vergehen würde, obwohl sie das schon jetzt mit rasendem Tempo tat.

Meine Klinik ist noch voll mit Patienten, dachte ich, aber welche Zwanzigjährige geht mit ihrem Busen zu einem Sechzigjährigen? Ich war gut darin, mich selbst genau in die Art von Verklemmung hineinzusteigern, die ich Silvia Eder bei unserem Termin angesehen hatte. Zum Beispiel indem ich an die Jungen dachte, die in der Branche nachdrängen, die Platz brauchen und die mich, bei aller Wertschätzung, am liebsten in die Pension verschwinden sehen würden.

Ich dachte oft, meistens allein in meinem Haus im Wald, darüber nach, was nun meine Reaktion darauf sein musste. Am Bisherigen festhalten und mich lächerlich machen? Dafür hatte ich zu viele unglückliche Beispiele dafür miterlebt und war in meinem Leben durch genügend Veränderungen gegangen, um deren fundamentale Dynamik zu kennen.

Das Gute an etwas Neuem erschließt sich immer erst durch das Loslassen des Alten.

Es war diesmal sogar relativ leicht für mich gewesen, mich auf die neue Phase der Veränderungen einzulassen. Denn den Druck, den ich in früheren derartigen Phasen spürte, gab es nicht mehr. Bisher waren solche Phasen immer mit existenziellen wirtschaftlichen Fragen und meinen Ansprüchen, etwas aufzubauen und etwas aus mir zu machen, verbunden gewesen. Inzwischen war für mich wie bei vielen Menschen meines Alters beides weitgehend geklärt. Ich konnte gut leben und würde das auch in Zukunft können, und ich hatte eine berufliche Laufbahn zustande gebracht, mit der ich zufrieden sein konnte.

Welche Optionen hatte ich also für die Zukunft? Und welche davon fühlte sich für mich gut und richtig an?

Wenn der Körper nicht mehr die große Sache sein kann, dann musste etwas anderes kommen, so viel war mir klar. Ich musste ein Mittel gegen die Oberflächlichkeit finden, die mir die Schnelllebigkeit unserer Zeit aufzwang, auch das war mir klar. Denn es war diese Oberflächlichkeit, an der ich stranden würde, wenn ich einfach weitermachen würde wie bisher.

Denken, lesen, lernen

Also fing ich an, mich bewusst und regelmäßig mit dem Sinn des Lebens und auch mit dem Sinn des Todes auseinanderzusetzen. Ich dachte viel nach, las viel, lernte Vieles. Das wurde irgendwie mein Ding. Die tiefere Auseinandersetzung mit dem Menschsein. Sie wurde das Neue, das in meinem Leben dazukam. Ich spürte von Anfang an, dass sie mich stärkte. Dass sie mir innere Kraft gab, die nach außen strahlte. Dass sie mich letztlich auch toleranter gegenüber den Veränderungen meines Körpers machte.

Außerdem beschäftigte ich mich mit der Natur. Meine Aufenthalte im Freien, die Bewegung in den Wäldern war für mich immer wichtig gewesen. Jetzt bekam das eine zusätzliche Dimension. Ich öffnete mich der Natur noch mehr und auf neue Art. Ich lernte die Wechselwirkung zwischen ihr und meinem Körper, meinem Geist und meiner Seele spüren und bezog auch daraus Kraft.

Der frühere Chef der kleinen liberalen österreichischen Parlamentspartei Neos, Matthias Strolz, hatte in einem seiner Wahlkämpfe angekündigt, er werde danach »einen fetten Baum umarmen gehen«. Ein Spruch, mit dem er sich der öffentlichen Häme ausgesetzt hatte. Mir wurde nun immer klarer, was er meinte.

Das alles lief darauf hinaus, dass ich in meinem Leben mehr von dem zuließ, was als Weisheit bekannt ist. Ich machte mir bewusst, dass ich älter wurde. Ich befasste mich mit der Vergänglichkeit und den Fragen, woher wir kommen und wohin wir gehen, wer wir sind und wer ich bin. Ich ließ jetzt öfter mein Leben Revue passieren.

Beruflich wechselte ich manchmal aus der Rolle des Machers in die eines Menschen, der Ideen erkennt und weitergibt. Der Druck, äußerlich mithalten zu können, verschwand dabei nahezu ganz. Mein Fokus verschob sich. Meine Wahrnehmung veränderte sich. Ich entdeckte wieder jeden Tag Neues.

Es ist wie beim Autofahren. Fahren wir schnell, sehen wir nur die Autos vor uns. Fahren wir langsamer, können wir auch die Welt um uns sehen.

Trotzdem schwebe ich deshalb nicht über den Dingen. Wenn ich wahrnehme, dass meine Haut schlaffer wird und mein Hals herunterhängt, gefällt mir das noch immer nicht. Manchmal denke ich dann: »Mist, jetzt habe ich genau das gleiche Problem wie meine Patienten, aber egal, da spritze ich mir jetzt einfach etwas hinein.« Doch schon im nächsten Moment denke ich: »Wirst du jetzt auch schon deppert?«

Und lache über mich selbst.

Ich habe den Eindruck, dass dieser innere Transformationsprozess, den das Altern, oder sagen wir einfach das Vergehen der Zeit, erforderlich macht, bei manchen Menschen wie von selbst verläuft, während andere damit schwer zu kämpfen haben. Das mag damit zu tun haben, wie intensiv wir die Lebensphasen davor ausgekostet und ausgelebt haben. Es mag aber auch wie bei Silvia Eder mit dem Schema zu tun haben, in das unsere berufliche Umgebung uns zwingt.

Wer sich hauptberuflich mit Lifestyle befasst und irgendwann auch seinen Freundeskreis aus dieser Branche hat, der hat andere Voraussetzungen als jemand, der in den Geisteswissenschaften tätig ist. Wer an Geld, Aufstieg und Selbstverwirklichung glaubt, hat andere Voraussetzungen als jemand, für den es auch noch etwas Höheres gibt, dem er sich verantwortlich und von dem er sich geschaffen und geleitet fühlt. Glaube kann in späteren Lebensphasen den Weg in die Tiefe ebnen und somit im Hinblick auf die Wahrnehmung des eigenen Äußeren hilfreich sein.

Sage ich Ihnen als Schönheitschirurg ernsthaft, dass an Gott zu glauben eine Schönheitsoperation unnötig machen kann? Ja genau, das tue ich. Und wer würde mir widersprechen? Wer würde sagen, dass Religiosität und Schönheitschirurgie zusammenpassen?

Interessant in diesem Zusammenhang ist, dass gläubige Menschen, anders als die meisten Weltreligionen, kein grundsätzliches Problem mit Schönheitschirurgie haben, wie Studien zeigen. Sie stehen ihr sogar positiv gegenüber und unterziehen sich auch Schönheitsoperationen, wenn sie es für angebracht halten.

Ich allerdings kenne niemanden, der die natürlichen inneren Veränderungsprozesse des Alterns für sich entdeckt und sich ihnen überlassen hat, der ein gleichsam vergeistigter Mensch wurde, und trotzdem noch Probleme mit seinem Äußeren hat. Menschen, die diesen Übergang schaffen, leben mit viel Freude und leuchtenden Augen. Sie sehen gut aus und haben tatsächlich oft diese viel beschworene Ausstrahlung, die von innen kommt.

Silvia Eder scheint das geschafft zu haben. Anscheinend hatte sie in den vergangenen drei Jahren, zwischen ihrem Besuch bei mir und ihrer Begegnung mit meinem Freund, dessen Tochter bei ihr Journalismus lernt, genau diese Transformation geschafft. Sie hat der Weisheit in ihrem Leben Raum gegeben, indem sie das Lehren, das Weitergeben von Wissen und Erfahrungswerten an jüngere Generationen, eine der Königsdisziplinen des fortschreitenden Alters, für sich entdeckt hat.

Ich würde mir nicht anmaßen zu behaupten, dass ihr Wandel etwas mit unserem Gespräch zu tun hatte und ich würde ganz ausschließen, dass dieses Gespräch allein ausschlaggebend dafür war. Denn Menschen hören bloß die Dinge, die sie im Grunde ihres Herzens ohnedies schon geahnt haben. Dinge, die bereits dabei sind, an die Oberfläche ihres Bewusstseins zu dringen. Ich kann als Schönheitschirurg in solchen Situationen Impulse setzen, mehr nicht. Im Fall von Silvia Eder ist mir das möglicherweise gelungen. Zumindest fühlt sich dieser Gedanke ganz gut an, wenn ich oben in meinem Garten, dieser Waldlichtung, wieder einmal meinen Lebensweg reflektiere.

Für so eine weise Frau war Silvia Eder mit ihren noch nicht einmal ganz fünfzig Jahren auf einmal wieder jung. Wenn sie dabei blieb, würde es keine Rolle spielen, ob sie sechzig, siebzig oder achtzig Jahre alt war.

Denn für eine Lehrerin verschieben sich im Vergleich zu einer Ressortleiterin, stellvertretenden Chefredakteurin oder Chefin vom Dienst mit Arbeitsschwerpunkt Lifestyle alle Maßstäbe. Niemand wird auf die Idee kommen, sie sei zu alt für das, was sie tut. Niemand wird denken, sie sehe zu alt dafür aus, auch sie selbst nicht. Was sie jetzt schön macht, sind nicht Lidkorrekturen, Liftings oder Lippenbotox, sondern Überblick, Weitsicht, Gelassenheit und Toleranz.

Die wachsende Kluft zwischen Jung und Alt

Unsere Zeit erfordert in Sachen Altern aber nicht nur eine Auseinandersetzung mit der Schnelllebigkeit und der damit verbundenen Oberflächlichkeit. Sie erfordert auch, sich mit der wachsenden Kluft zwischen den älteren und den jüngeren Generationen zu beschäftigen.

Durch die Dynamik der digitalen Revolution sind zwei Welten entstanden. Die eine, in die sich die Älteren gerne zurückziehen. Die andere, die die Jüngeren als einzig existierende betrachten.

Ein intelligenter junger Mann, der ein Buch über dieses Thema schreibt, nimmt dazu eine klare Position ein. Wir Älteren würden überhaupt nur dann noch verantwortungsbewusst gegenüber der Welt und ihren aktuellen Entwicklungsmöglichkeiten handeln, wenn wir uns wegen unseres mangelnden digitalen Handwerkszeugs und unseres mangelnden Verständnisses für die neue Welt gänzlich in die zweite Reihe zurückziehen würden. Kurz gesagt: Wenn wir das Machen der jüngeren Generation überlassen und nur noch die Dinge beisteuern würden, die diese Generation von uns brauchen kann: Stabilität, Lebenserfahrung und am besten auch noch etwas Geld, mit dem sie ihre Start-ups entwickeln können und nicht die Verantwortung übernehmen müssen, sollten sie damit scheitern.

Eine provokante Ansage, die aber gar nicht so grausam ist. Denn von der zweiten Reihe aus lässt es sich manchmal besser gestalten, als beim Strampeln in der ersten. Ich kenne Menschen, die genau diesen Schritt gesetzt haben und mit fünfzig oder sechzig Jahren erfolgreicher wurden, als sie je waren. Oft auch, weil sie damit auf einmal etwas hatten, das ihnen davor als Motivation gefehlt hat: eine Mission.

Jugend braucht Motivation, Alter eine Mission

Unsere Welt des modernen Kapitalismus bietet uns als Motivation Geld und Ansehen an. Wobei das Ansehen aufgrund der Zunahme der narzisstischen Tendenzen derzeit gegenüber dem Geld an Bedeutung gewinnt. Doch schon zur Motivation taugt beides umso weniger, je besser wir diese große kapitalistische Finte durchschauen, und als Mission hat weder das eine noch das andere je richtig getaugt.

Wer dagegen wie Silvia Eder als Mission zum Beispiel die Weitergabe des Wissens an die nächste Generation für sich identifiziert, erringt Zufriedenheit, Ausgeglichenheit, Stabilität und ein Einssein mit sich selbst. Wenn Ansehen und vielleicht sogar Geld ganz von selbst dazu kommen, können solche Menschen ihren Bewunderern und Neidern immer mit reinem Gewissen sagen: Darum ist es mir nie gegangen.

Silvia Eder jedenfalls hat mit ihrer Mission ihren ganzen gesellschaftlichen Status verändert. Manchmal frage ich mich, wie es für sie wäre, wenn sie auf dem Weg zum Unterricht vor einem Spiegel stehenbleiben und darin ein operiertes Gesicht sehen würde. Vermutlich wäre sie nicht besonders froh darüber. Im besten Fall würde sie es wahrscheinlich als Denkmal eines Irrweges in eine Welt des Scheins statt in eine des Seins betrachten, den sie nie wieder einzuschlagen gedachte.

Ein Irrweg übrigens, der für uns alle jeden Tag näher zu liegen scheint. Die Wegweiser dort entlang sind monströs und nicht zu übersehen. Ich kann es verstehen, wenn selbst erfolgreiche und lange mit sich und ihrem Leben zufrieden gewesene Menschen ihnen folgen.

Niemand muss sich dafür schämen. Denn bei dieser irgendwann notwendigen inneren Transformation, die uns mit zunehmendem Alter am besten vor Skalpellen und Spritzen bewahren kann, sind nicht nur die Bedingungen in bestimmten Arbeitsumgebungen erschwerend. Dabei steht uns vor allem eine Gesellschaft im Weg, die insgesamt mit einem Altern mit Würde nichts anfangen kann, die kaum noch weiß, wie das geht.

Würdevoll zu altern hat in unserer Gesellschaft keinen hohen Stellenwert mehr. Es ist eine Kunst, die uns abhandengekommen ist.

In unserer schönen, jungen Welt trennen wir einfach die Älteren von den Jüngeren. Vielmehr als das, die Kreuzfahrt-Industrie und vielleicht noch Buerlecithin fallen uns dazu nicht ein. Die letzten Lebensabschnitte und den Tod tabuisieren wir überhaupt zur Gänze. Wer altert, muss sehen, wo er bleibt. Er hat als Folge dieser kollektiv als unschicklich eingestuften Lebensphase ein erhöhtes Einsamkeitsrisiko. Da kann leicht ein Schreckgespenst entstehen, das Panikreaktionen auslöst.

Wäre das Altern bei uns wie in anderen Kulturen als jener Teil des sozialen Gefüges anerkannt, der die Erfahrung einbringt, den Überblick, die Weitsicht, die Gelassenheit und die Toleranz, wäre es einfacher.

Für mich stand damit fest, was ich Menschen sagen konnte, die nach einer Alternative zu einer operativen Behebung von Spuren der vergehenden Zeit suchten:

Blicke nach innen. Übe dich in Weisheit.

Doch nicht alle Patienten kommen wegen Alterserscheinungen zu mir. Was sollte ich all den anderen sagen? Womit konnte ich sie dazu bringen, ihr Äußeres anzunehmen, so, wie es war, oder anders ausgedrückt: Wie konnte ich auch jüngere Menschen dazu bringen, sich wieder mehr zu lieben?

Kosten wir unsere Probleme aus

An dieser Stelle eine kleine Erinnerung an das große Bild, das ich in diesem Buch zu zeichnen versuche. Das Bild, das hinter den meisten Konflikten von Menschen mit ihrem Äußeren steht: die Schnelllebigkeit, die uns alle zur Oberflächlichkeit zwingt, und die Dekadenz, die damit in unserer Gesellschaft um sich greift.

Dieses Phänomen, das uns mehr als alle Generationen vor uns auf unser Aussehen reduziert, schleicht sich in unser Leben ein, und manchmal merken wir es nicht. Wir identifizieren immer nur die anderen als oberflächlich, und übersehen dabei, in welch seichtem Wasser wir bereits selber schwimmen.

So greift das Phänomen um sich. Weil wir so als Individuen und als Gesellschaft keine Visionen mehr entwickeln können, erklären die Lehrer schon den Kindern in der Schule, dass niemand mehr wissen kann, wie die Welt einmal aussehen wird und was aus ihr werden soll. Genau das ist in der Schule meines Sohnes passiert, und ich war verwundert darüber. Denn welchen Fatalismus, welchen Selbstbezug und welche Oberflächlichkeit sie damit förderten, war den Lehrern natürlich nicht klar.

Wie sollen sich Kinder und junge Menschen mit dieser Denkart noch für Lebensprojekte motivieren? Wie soll sich da noch irgendjemand für irgendetwas motivieren, das Anstrengungen erfordert? Mein älterer Sohn ist 14, und was bringen sie ihm als Lebenskonzept bei? Nicht, eine Vision zu entwickeln und zu verfolgen, sondern Work-Life-Balance. Obwohl Work und Life in dieser Gesellschaft ohnedies schon in einer Weise ausgewogen sind, dass das Boreout zum Massenphänomen wird.

Wir müssen aus diesem seichten Wasser heraus, um wieder Selbstbewusstsein und Selbstsicherheit zu gewinnen. Wir müssen wieder für etwas brennen. Wir müssen unsere Visionen zurückerobern, die uns diese dekadente Gesellschaft raubt. Gelingt uns das, stehen wir bestimmt nie wieder vor dem Spiegel und denken: Meine Nase sieht scheiße aus, ich lasse sie operieren.

Der Boom der gesamten Schönheitsindustrie, über den die Wirtschaftsmedien so fasziniert berichten, entpuppt sich bei genauer Betrachtung als dekadent. Er ist die Folge einer in ihrer Schnelllebigkeit verhängnisvoll oberflächlich gewordenen Gesellschaft.

Je dekadenter und zukunftsloser unsere Gesellschaft wird, desto mehr beschäftigen wir uns mit uns selbst. Wir denken nicht mehr voraus und bleiben damit zurück. Etwas aufbauen? Uns in etwas hineinsteigern? Wir denken, dass das ohnedies alles keinen Sinn hat. Die Transzendenz, also die Fähigkeit, über uns selbst hinauszudenken, kommt uns gerade wie keiner Gesellschaft vor uns abhanden. Uns bleibt ein eindimensionales Leben.

Auch ich habe eine Tendenz, an der Oberfläche zu bleiben, weil es so schön einfach ist. Überall finde ich Möglichkeiten vor, mich von Problemen abzulenken, mich mit anderem zu beschäftigen, sie geschickt zu überspielen. Ich muss nur in die Klinik fahren, schon bin ich weg von all dem, was mich eben noch innerlich bedrängt hat. Wenn ich will, kann ich Tag und Nacht dorthin, denn die Arbeit ist nie zu Ende. Ich darf mich deshalb immer gebraucht und damit erfüllt fühlen. Doch wenn ich mich dem hingebe, bleibt immer etwas offen und ich werde das lästige Gefühl nicht los, etwas zu verdrängen. Etwas zu versäumen.

Wir alle sind gute Verdränger, besonders die Männer. Sie wählen wie ich den Job, den Sport, ein Hobby oder den Stammtisch, und schon sind sie weg von ihren persönlichen menschlichen Problemzonen. Manche Probleme mögen sich von selbst lösen, wenn wir sie einfach ignorieren, doch bei anderen kann das schlimme Konsequenzen haben.

Ich glaube, das Leben stellt uns vor Probleme, in die wir nur kopfüber hineinspringen und tief eintauchen können. Wir müssen sie gleichsam auskosten, uns in ihnen intellektuell und emotional wälzen und uns dabei mit ihnen auseinandersetzen. Erst dann werden wir sie schließlich lösen können, und nur so können wir insgesamt das Gefühl entwickeln, ein sinnvolles Leben zu führen.

Das ist also wohl auch der Weg, der uns zur Selbstliebe führt und uns zu einem wertvollen Mitglied der Gesellschaft macht. Der Weg mit offenen Augen mitten durch die großen Herausforderungen hindurch. Am Ende profitieren wir davon und andere profitieren von uns.

Denn Selbstliebe, so banal es klingt, ist die Voraussetzung, auch andere lieben zu können. Wir können die Tiefen anderer nur verstehen, wenn wir unsere eigenen durchquert haben. Weil wir, wenn wir diesen Weg vermeiden und lieber an der Oberfläche treiben, auch anderen nichts raten können. Wenn es jemandem gerade nicht gut geht, würden wir bloß sagen: Was regst du dich auf? Schau zum Fenster hinaus. Die Sonne scheint. Genieß dein Leben.

Wenn wir die wichtigsten Herausforderungen des Lebens nicht mehr als Chance zur Entwicklung betrachten und uns lieber von oberflächlichen Verführungen ablenken lassen, verabsäumen wir es, soziale Kompetenz, emotionale Intelligenz und menschliche Tiefe zu erringen. Dann haben wir es irgendwann nur noch mit der Oberfläche des Lebens und mit unserer eigenen Oberfläche zu tun.

Unser Leben kommt auf diese Weise zum Stillstand. Es ist wie bei einem Schneepflug. Nimmt er immer mehr mit, ohne abzuladen, bleibt er irgendwann hängen.

Dazu eine kleine Geschichte, die ich aus China mitgebracht habe, und die ich meinem 14-Jährigen gerne erzähle, wenn er nicht lernen will. Das Leben ist wie zwei Gläser Wasser, eines bitter, eines süß. Nimmst du Zeit deines Lebens immer einen kleinen Schluck von dem bitteren und dann einen von dem süßen, wird für dich immer alles bitter schmecken. Trinkst du zuerst möglichst schnell und mutig das bittere aus, wird sich von da an alles süß anfühlen für dich. Vielleicht sollten sie das statt Life-Work-Balance in der Schule unterrichten.

Warum eine Schule in Tansania helfen kann, uns schön zu finden

Kosten Sie Ihre Probleme aus. Das klingt als Ratschlag eines Schönheitschirurgen und Alternative zu einer Nasen-, Bauch- oder Busenoperation wahrscheinlich so überraschend wie »Entwickeln Sie Ihre Spiritualität«. Doch ich habe noch einen dritten Rat, der Sie vielleicht noch mehr überraschen wird: Engagieren Sie sich sozial.

Soziale Betätigung kann eine Schönheitsoperation ersetzen. Sie ist auf dem für die Akzeptanz unseres Äußeren dringend nötigen Weg von der Oberfläche in die Tiefe wertvoll und stärkt unser Selbstbewusstsein.

Zu Beginn dieses Jahrzehnts bekam ich eine Anfrage, mich an der Finanzierung einer Schule in Tansania zu beteiligen. Weil ich die Organisatoren und das Projekt toll fand, kümmerte ich mich gleich um die ganze Finanzierung der Schule. 2012 reiste ich zur Grundsteinlegung zum ersten Mal hin. Ich war überwältigt, wie warmherzig uns alle empfingen. Bei unserer Ankunft warteten 120 Kinder auf uns, um ein Schullied für uns zu singen.

Nach der Rückkehr nach Wien brauchte ich ein paar Tage, um wieder ganz sauber zu sein, aber mein Eindruck von diesem Erlebnis blieb. Die Schule, die ich jetzt erhalte, bekam den Namen Worseg Vision Academy. Dahinter steht die Organisation *Africa Amini Alama* von Christine und Cornelia Wallner, die sich vor Ort um alles kümmert. Das ist beruhigend, denn so weiß ich, dass jeder Cent wirklich bei denen ankommt, die das Geld am dringendsten brauchen.

Bei dieser Sache dabei zu sein, tut mir unendlich gut.

Nach meinem ersten Besuch in Afrika dachte ich viel über Helfen und soziales Engagement nach. Ich fand heraus, dass soziales Tun in Wirklichkeit ein Ego-Trip ist. Weil ich immer das Gefühl habe, dass mehr zurückkommt, als ich gebe.

Hilfe ist die schönste Form des Egoismus.
Wer anderen aus guten Gründen hilft,
hilft und stärkt sich selbst.

Nach außen hin wirke ich mit dieser Schule vielleicht großzügig und karitativ engagiert. In Wirklichkeit tue ich anderen natürlich etwas Gutes, aber vor allem auch mir selbst. Ich bin ziemlich sicher, dass ich nicht der einzige bin, der diese Erfahrung schon gemacht hat.

Wahrscheinlich ist auch das evolutionär angelegt. Denn in den hunderttausenden Jahren der Menschheitsgeschichte war Egoismus tödlich. Wer als Einzelgänger durch die Wälder streifte, den fraß im Schlaf der Säbelzahntiger oder ein anderes Ungetüm. Gemeinschaft und sozialer Zusammenhang waren überlebensnotwendig, weshalb die Evolution beides mit spürbar positiven Effekten belohnte.

Ich weiß inzwischen, dass sich viele Probleme der Menschen, die geknickt und oft verzweifelt wegen ihres Äußeren in meinem Besprechungszimmer sitzen, durch soziale Betätigung lösen ließen. Lachen Sie mich ruhig aus, ich bleibe dabei. Soziale Betätigung führt uns weg von unserer Oberfläche. Was wir eben noch daran zu bemängeln hatten, fällt uns damit gar nicht mehr auf.

Wir weisen uns mit sozialem Engagement einen Status innerhalb des sozialen Gefüges auf diesem Globus zu, den die Evolution mit Selbstwertgefühl und Selbstliebe belohnt. Beides ist unverzichtbar, um die Fähigkeit zu entwickeln, uns selbst innerlich und äußerlich so anzunehmen, wie wir sind.

Ich bin, um diese Quelle für Zufriedenheit mit mir selbst weiter anzuzapfen, nicht allein bei der Schule geblieben. Ich engagiere mich auch in der rekonstruktiven Chirurgie. Für Menschen also, die durch eine Verletzung bei einem Unfall oder durch einen angeborenen Makel mit einem manchmal wirklich schwerwiegenden äußeren Problem zu kämpfen haben. Einem Problem, das ihr Leben überstrahlt. Es benachteiligt sie in wichtigen Bereichen, bei der Partnerwahl und Familiengründung ebenso wie bei ihrer beruflichen Entwicklung.

Oft operiere ich Patienten, die nicht ansatzweise die für eine solche Operation nötigen finanziellen Mittel haben. Manche von ihnen schreiben Kliniken in ganz Europa an, in der Hoffnung, dass ihnen eine davon den Eingriff spendiert.

Das Gefühl, das ich habe, wenn ich so einen Fall übernehme, ist unbeschreiblich. Wenn zum Beispiel ein Patient mit einem Tumor kommt, den ich herausschneiden und ihm ein neues Leben schenken kann. Oder jener alte Mann, den ich jüngst in meiner Klinik aufgenommen habe, weil er eine offene Wunde hatte, die einfach nicht heilen wollte. Ich habe ihn monatelang gepflegt. Die Dankbarkeit eines solchen Patienten gehört zu den schönsten Dingen, die ich in meinem Beruf bekommen und erreichen kann.

Um noch ein Beispiel zu nennen: Vielleicht ist Ihnen schon einmal aufgefallen, dass Mütter von behinderten Kindern eine besondere Ausstrahlung haben. Dass ihre Gesichter ruhig und schön sind. Vielleicht haben Sie sich gefragt, wie das möglich sein kann, wo sie doch ein offensichtlich so schweres Schicksal haben.

Oder Menschen in sozialen Berufen, deren Alltag es verlangt, sich abzugrenzen, weil die Arbeit nie endet und in jeder Sekunde ihren vollen Einsatz fordert. Die für das, was sie leisten, zu wenig verdienen. Trotzdem strahlen sie oft eine tiefe innere Zufriedenheit aus, gepaart mit Lebensfreude. Beides sind wesentliche Teile der Eigenschaft, die wir als innere Schönheit wahrnehmen.

Es gibt Länder, in denen soziales Engagement höher angesehen wird als bei uns in Mitteleuropa, wo die Sozialsysteme als ausreichend ausgebaut und tragfähig gelten. In diesen Ländern soll sich, wer ein guter Bürger sein will, einer sozialen Organisation zur Verfügung stellen. Wer das bei uns tut, gilt eher als gutmütiger Depp. Oder als jemand, der sich wichtigmacht und dabei vorgegebene karitative oder soziale Abläufe eher stört als unterstützt.

Ich finde das schade. Nicht nur deshalb, weil mit Sicherheit weniger Menschen Probleme mit ihrer Nase, ihren Ohren, ihrem Kinn oder ihrem Busen hätten, wenn sie sich sozial engagierten.

Schönheit von innen

Auch dieser Ratschlag findet sich regelmäßig in den Lifestyle-Medien:

Strahlen Sie Schönheit von innen aus.

Wie soll das gehen? Ist es Ihnen schon einmal gelungen, auf Befehl Schönheit auszustrahlen? Probieren Sie es einmal. Gehen Sie eine Runde durchs Haus oder durch die Stadt und strahlen Sie. Ich könnte es nicht. Ich habe in meinem Leben sicher schon viel und oft gestrahlt, was auch immer ausgestrahlt, aber nie auf Befehl. Welchen inneren Muskel, welchen Teil des Gehirns ein Mensch dazu anstrengen muss, ist mir auch als Arzt unbekannt.

Ich weiß, dass ich mit meinen Ratschlägen hoffnungsvollen Selbstoptimierern keine Techniken an die Hand gebe, die sie vielleicht nie umsetzen werden, die ihnen aber zumindest bei der Lektüre das Gefühl geben, dass die Türen offenstehen. Meine Empfehlungen scheinen selbst für mich aus einer vergangenen Epoche zu kommen, in der die Stunden, Tage, Wochen und Jahre langsamer vergehen. In der uns die Tage noch Muße zur Besinnung darauf ließen, wer wir sind, was wir wollen und was der Sinn unseres Lebens ist.

Es war eine Epoche, in der wir noch nicht so viel Zeit und Energie in (Medien-)Konsum und Selbstverwirklichung stecken mussten. In der wir mehr davon für die einfachen menschlichen Dinge übrig hatten. Dinge, die uns Geborgenheit und Sinnerfüllung sicherten, und das innerhalb eines sozialen Gefüges von lebenden Menschen statt von designten Social-Media-Avataren. Einer Epoche, in der auch die Älteren noch in die Gesellschaft integriert waren. Als Großeltern zum Beispiel, die uns in

Lebenskrisen vorsichtig, wohlmeinend und unaufdringlich zeigen konnten, worum es im Leben wirklich geht.

Mir ist klar, dass meine Empfehlungen manchen vorkommen mögen, als würde ich zur Vermeidung von Verkehrsunfällen die Rückkehr zum Reisen in Pferdekutschen vorschlagen. Mir ist auch klar, dass viele Menschen jeder Rat, der mit Langsamkeit, mit Besinnung, mit Tiefgang zu tun hat, einfach nervt. Immerhin ist damit immer die Gefahr verbunden, etwas von dem unentwegten bunten und bewegten Spektakel zu versäumen, in dem wir glauben, aufgehen zu müssen.

Langsamkeit, Besinnung und Tiefgang sind hoffnungslos veraltet, und doch kommt gerade von ihnen nicht nur die Fähigkeit, unser Äußeres anzunehmen, wie es ist, sondern auch die, innere Schönheit auszustrahlen.

Das vermögen oft auch Menschen, die sich ganz im Sinne früherer humanistischer Sozialisierungen mit den schönen Künsten befassen. Mit Malerei, Bildhauerei und Musik, mit Poesie und Literatur.

Hirnforscher haben geklärt, welche neurochemischen Abläufe hier zusammenspielen. Es entsteht ein Gefühl von Hoffnung, von innerer Zufriedenheit, von Einbettung in ein größeres Ganzes, wenn wir uns mit Kunstwerken befassen, die aus einer anderen Welt herüberzureichen scheinen. Bloß: Wer hat noch die Zeit dafür?

Die Wiener Psychiaterin und Neurochirurgin Iris Zachenhofer hat übrigens in einem ihrer Bücher beschrieben, dass wir diese inneren Abläufe bei der Betrachtung von allem Schönen in Gang setzen können. Also zum Beispiel auch bei der Betrachtung von schönen Handtaschen oder Armbanduhren in einem Luxusladen auf einer Einkaufsstraße. Sie empfiehlt sozusagen Window-Shopping als Schönheitselixier.

Ich selbst habe wie gesagt gute Erfahrungen damit gemacht, meine Verbindung mit der Natur neu erleben zu lernen. Das kann ich bei der Entdeckung der eigenen inneren Schönheit auch empfehlen. Uns mit der Natur zu verbinden, ist ein Prozess, der möglicherweise damit anfängt, dass es uns weh tut, wenn wir sehen, wie jemand einen Baum fällt. Oder wenn Kinder eine Blume ausreißen. Er reicht bis dorthin, wo wir »Das geheime Leben der Bäume« wahrzunehmen beginnen. Der Förster Peter Wohlleben hat es in seinem Bestseller mit diesem Titel und dem Untertitel »Was sie fühlen, wie sie kommunizieren – die Entdeckung einer verborgenen Welt« beeindruckend beschrieben.

Fünf Tipps für Anfänger

Um Sie nicht ganz mit der Komplexität Ihrer Beziehung zu Ihrem Äußeren allein zu lassen, möchte ich Ihnen noch fünf einfache Ratschläge ans Herz legen, die ich als Schönheitschirurg für zielführend halte. Vielleicht lösen Sie das Problem nicht gleich und nicht ganz, aber sie nehmen zumindest etwas Druck heraus.

Tipp eins. Denken Sie daran, dass in unserer Welt nicht nur Sie mit Ihrem Äußeren ringen.

Alle tun so, zumal in den sozialen Medien, als wären sie schön, fänden sich schön und wären durch und durch glücklich. Dabei finden sich laut einer Umfrage unter deutschen Frauen nur zehn Prozent wirklich selbst schön.

Ich habe in einem regionalen Fernsehsender einmal einen Beitrag über zwei alte Menschen gesehen, die auf einer Alm lebten. Ein glückliches Paar voll positiver Ausstrahlung, dem ich fasziniert zugehört habe. Sie sagten altbekannte Dinge. Doch von ihnen ausgesprochen, bekamen sie eine ganz neue Bedeutung. Zum Beispiel der altbekannte Satz, den der Mann, gegen Ende der Sendung auf die Welt am Fuße ihres Berges angesprochen, mit seinem faltigen Gesicht und seinen leuchtenden Augen sagte: »Es ist nicht alles Gold, was glänzt.«

Tipp zwei. Bleiben Sie nicht bei jeder Kleinigkeit, die Ihnen an Ihrem Äußeren auffällt, hängen. Glauben Sie nicht, dass Sie deshalb gleich etwas unternehmen müssen.

Geduld ist eine Tugend, die eine wichtige Rolle in unserer Beziehung zu unserem Äußeren spielt. Sie wirkt oft mehr Wunder als die höchste Kunst eines Schönheitschirurgen. Viele der kleinen und größeren Probleme, die wir im Laufe unseres Lebens mit unserem Äußeren haben, lösen sich wie gesagt von selbst. Es ist ein bisschen so, wie in einem Strudel zu schwimmen. Wenn wir strampeln und uns wehren, zieht er uns oft erst so richtig nach unten. Lassen wir uns auf die Situation ein und warten wir ab, ist es leichter, seinem Sog zu entkommen.

Während eines halben Jahres, in dem ich in einem chinesischen Kloster gelebt und mich im Kampfsport geübt habe, habe ich dort auch gearbeitet. Als typischer westeuropäisch sozialisierter Mensch meiner Generation habe ich mich dabei immer angestrengt und Tempo gemacht. Die Mönche schüttelten ihre Köpfe. Das Wort, das ich am öftesten dort hörte, war: langsam, langsam.

Sie lehrten mich damit, die Dinge genauer zu betrachten, ihnen auf den Grund zu gehen, um sie besser zu verstehen. Nach einiger Zeit gelang mir das nicht nur bei der körperlichen Arbeit, sondern auch bei geistigen Themen.

Anzunehmen und loszulassen sind Grundfertigkeiten im menschlichen Leben. Sich dem zu überlassen, was ist, und das zu entlassen, was nicht mehr sein soll, daraus entstehen die weisesten Entscheidungen, die wir treffen können.

Tipp drei. Achten Sie auf die Grundhaltung, mit der Sie in den Spiegel blicken. Ist sie von vorneherein kritisch?

Es gibt Tage, da nähern wir uns dem Spiegel wie einem Feind, weil wir gar nicht wissen wollen, was dort vermeintlich lauert. Eine Einstellung, die wie eine sich selbst erfüllende Prophezeiung ist.

Wir versuchen auf so vielen Gebieten,
Toleranz zu üben. Warum nicht auch
uns selbst gegenüber?

Wir können uns jedes Mal, wenn wir vor einen Spiegel treten, zu einem Lächeln bewegen. Uns selbst gegenüber tolerant sein und uns denken: Der Mensch, den ich jetzt gleich sehen werde, bin ich, und ich bin einverstanden mit ihm, in welcher Verfassung auch immer ich ihn heute antreffe.

Tipp vier. Treiben Sie Sport. Und zwar nicht bloß, weil er Ihr Äußeres verändern kann, sondern, weil er Ihren Blick darauf verändert.

Es ist erwiesen, dass Menschen, die regelmäßig Sport treiben, weniger zu Schönheitsoperationen neigen. Ich kann das nur bestätigen. Kaum jemand unter meinen Patienten treibt Sport. Die meisten reden sich heraus, wenn ich sie danach frage.

Meine Frau und ich haben uns unter anderem deshalb gefunden, weil wir beide intensiv Sport treiben. Wir kommen aus dem Leistungssport und nehmen heute noch an Wettkämpfen teil. Das prägte unsere Denkart und unsere Beziehungen zu unserem Körper.

Sportler instrumentalisieren ihren Körper. Sie fordern ihn, er muss funktionieren. Wenn er es einmal nicht tut, denkt ein Sportler: Nächstes Mal läuft es besser. Sportler sehen ihre Körper auch weniger emotional. Äußerlichkeiten spielen für sie eine untergeordnete Rolle. Sport wirkt auch deshalb indirekt auf unsere Selbstwahrnehmung, weil er uns stabiler und ausgeglichener macht. Gegen leichte Depressionen gibt es nichts Besseres.

Sport zu treiben ist für mehr Harmonie mit unserem Äußeren das einfachste Mittel. Wir brauchen nur unsere Sachen zu nehmen und loszugehen.

Tipp fünf. Fragen Sie sich, was Sie mit dem Teil Ihres Äußeren, den Sie ablehnen, assoziieren.

In dem Shaolin-Kloster, in dem mir die Mönche Langsamkeit und Geduld beibrachten, beschäftigten wir uns auch damit, was dahintersteckt, wenn uns etwas stört. Fühlten wir uns gestört, wenn während der Meditation draußen ein Hund bellte, dachten wir an Hunde, die uns in unserem Leben begegnet waren und fragten uns, was diese Erinnerung in uns auslöste. Es war fast wie bei einer Psychotherapie, denn natürlich führten diese Selbstanalysen meistens in die Kindheit zurück.

Das Wunderbare an der Sache ist: Wenn wir uns damit auseinandersetzen und herausfinden, warum uns zum Beispiel ein Bellen stört, stört es uns nicht mehr.

Wenn uns also unsere Nase nicht gefällt, sollten wir uns bewusstmachen, was wir damit assoziieren. Eine Bemerkung unserer Eltern, eine Hänselei unserer Geschwister, eine Gemeinheit ehemaliger Freunde.

Denken Sie nicht: Meine Nase ist schön. Das glauben Sie sich ohnehin nicht. Gehen Sie zurück und fragen Sie sich: Was war da? Wenn Sie es herausgefunden haben, fragen Sie weiter: Warum hat das so wehgetan?

Wenn Sie das wissen, gehen Sie dem nach: Wie hat sich dieser Schmerz angefühlt?

Wenn wie bei den Geschwistern Boulanger Ihr Problem mit Ihrer Nase deren Ähnlichkeit mit der Nase Ihres Vaters ist, fragen Sie sich: Warum lehne ich ihn so sehr ab, dass ich es hasse, ihm zu ähneln?

Was ist vorgefallen? Hat er Sie vielleicht einmal versetzt, als er Sie von der Schule abholen sollte?

Und wieder: Wie hat sich das angefühlt? Hatten Sie Angst, er habe Sie überhaupt vergessen?

Es sind die ganz konkreten, oft winzigen aber dennoch verdrängten Erlebnisse, die bei dieser Selbstbefragung ihren Weg an die Oberfläche finden können. Ein Prozess, der uns klarer sehen lässt und uns selbst gegenüber positiver eingestellt macht.

Das Gute an den Problemen mit unserem Äußeren

Mein Fazit: Es gibt Situationen, in denen Schönheitschirurgie Sinn hat und das Leben verbessert. Ein Problem mit unserem eigenen Äußeren kann und sollte aber ein Anstoß sein, Vieles in unserem Leben zu überdenken. Wenn wir richtig damit umgehen, kann es uns näher zu uns selbst bringen. Es kann uns helfen, nicht nur wieder mit unserem Äußeren, sondern mit unserem ganzen Leben besser klarzukommen. Es kann der Beginn einer wunderbaren Freundschaft mit uns selbst sein.